# Acerca de NCCN Guidelines for Patients®

National Comprehensive Cancer Network®

AF824546

¿Sabía que los principales centros oncológicos de los Estados Unidos colaboran para mejorar la atención oncológica? Esta alianza de los principales centros oncológicos se denomina National Comprehensive Cancer Network® (NCCN®).

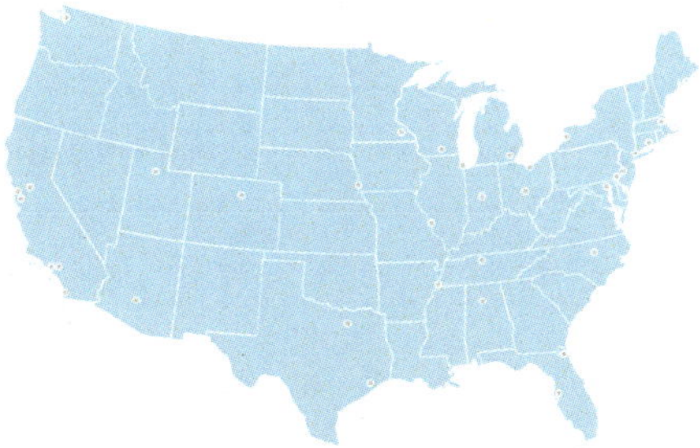

La atención oncológica está en cambio constante. NCCN elabora recomendaciones para la atención oncológica basadas en pruebas que utilizan los profesionales de atención médica de todo el mundo. Estas recomendaciones que se actualizan con frecuencia se denominan NCCN Clinical Practice Guidelines in Oncology (NCCN Guidelines®). NCCN Guidelines for Patients explican de manera sencilla estas recomendaciones de los expertos para las personas con cáncer y sus cuidadores.

**Esta NCCN Guidelines for Patients se basa en NCCN Clinical Practice Guidelines in Oncology (NCCN Guidelines®) para cáncer de mama, Versión 1.2025, del 31 de enero de 2025.**

Conozca cómo se desarrollan las NCCN Guidelines for Patients
NCCN.org/patient-guidelines-process

Ver NCCN Guidelines for Patients gratis en internet
NCCN.org/patientguidelines

Buscar un centro oncológico de NCCN cerca de usted
NCCN.org/cancercenters

Comuníquese con nosotros

# Quiénes nos apoyan

NCCN Guidelines for Patients cuenta con el apoyo financiero de NCCN Foundation®

**NCCN Foundation agradece profundamente a las siguientes empresas colaboradoras por hacer posible esta NCCN Guidelines for Patients: AstraZeneca y The Wawa Foundation.**

NCCN adapta, actualiza y aloja de forma independiente la guía de NCCN Guidelines for Patients. Nuestras empresas colaboradoras no participan en la elaboración de esta NCCN Guidelines for Patients y no se responsabilizan del contenido ni las recomendaciones que se incluyen en la presente guía.

Para hacer una donación u obtener más información, visite la página web o envíe un correo electrónico.

NCCNFoundation.org/donate

PatientGuidelines@NCCN.org

# Contenido





NCCN Foundation tiene como objetivo apoyar a los millones de pacientes y familias afectados por un diagnóstico de cáncer mediante la financiación y distribución de NCCN Guidelines for Patients. NCCN Foundation también se compromete a avanzar en los tratamientos contra el cáncer subsidiando a los médicos prometedores del país en el centro de innovación en cuanto a investigación del cáncer. Para obtener más detalles y acceder a la biblioteca completa de recursos para pacientes y cuidadores, visite NCCN.org/patients.

National Comprehensive Cancer Network (NCCN) y NCCN Foundation
3025 Chemical Road, Suite 100, Plymouth Meeting, PA 19462, EE. UU.

# 1

# Acerca del carcinoma ductal *in situ*

**El carcinoma ductal *in situ* (DCIS) se encuentra en las células que recubren los conductos mamarios. El DCIS es un tipo de cáncer en estadio 0 o cáncer no invasivo. Esto significa que las células cancerosas están en su sitio (*in situ*) y no se han extendido a otros conductos. El DCIS debe tratarse para prevenir un cáncer de mama invasivo, un tipo más avanzado de cáncer.**

## ¿Qué es el DCIS?

El carcinoma ductal *in situ* (DCIS) o carcinoma intraductal se encuentra en las células que recubren los conductos mamarios. Los conductos lácteos son tubos delgados que transportan la leche en las mamas. El DCIS es un cáncer no invasivo. Esto significa que las células cancerosas están en su sitio (*in situ*) y no se han extendido a otra parte del cuerpo.

El DCIS es una enfermedad preinvasiva. El DCIS debe tratarse para prevenir un cáncer de mama invasivo, un tipo más avanzado de cáncer. El cáncer de mama invasivo es un cáncer que se diseminó desde los conductos lácteos o las glándulas secretoras de leche (lóbulos) hasta el tejido mamario circundante o los ganglios linfáticos cercanos. Una vez fuera de los conductos o lóbulos, el cáncer de mama puede extenderse a través de la linfa o la sangre hacia los ganglios linfáticos u otras partes del cuerpo.

Cualquier persona puede padecer cáncer de mama, incluso las personas de sexo biológico masculino. Aunque existen algunas diferencias entre las personas de sexo biológico masculino y las de sexo biológico femenino, el tratamiento es muy similar para todos los géneros.

### DCIS

**El carcinoma ductal *in situ* (DCIS) se encuentra en las células que recubren los tubos delgados (conductos) que llevan la leche hacia la mama. Las células cancerosas están en su sitio (*in situ*) y no se han extendido.**

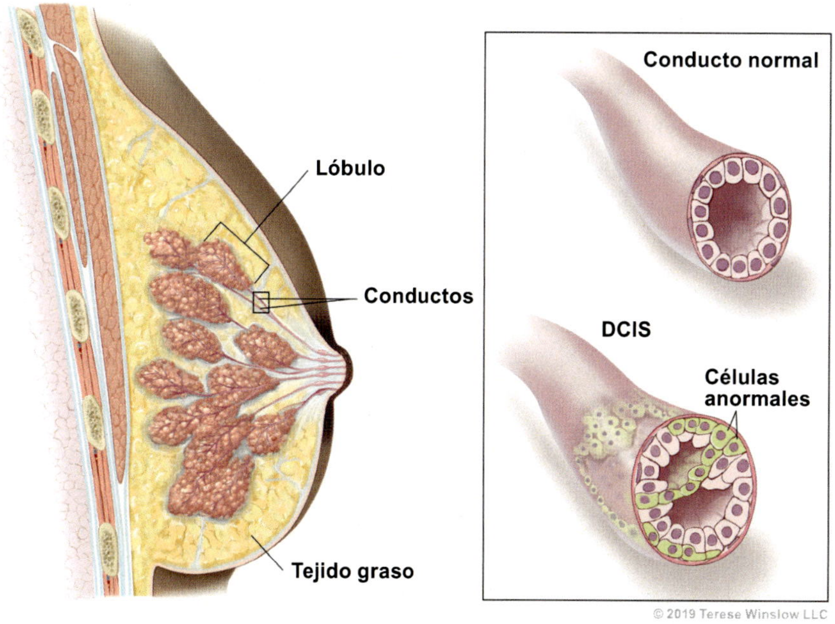

## ¿Cuáles son las partes de la mama?

La mama es una glándula que se encuentra en el pecho. La mama se compone de conductos lácteos, grasa, nervios, vasos sanguíneos y linfáticos, ligamentos y otros tejidos conectores. Detrás de la mama se encuentran el músculo pectoral (pecho) y las costillas. Los músculos y ligamentos ayudan a mantener a la mama en su lugar.

El tejido mamario contiene glándulas que pueden producir leche. Estas glándulas secretoras de leche se llaman lóbulos. Los lóbulos se ven como pequeños racimos de uvas. Unos tubos pequeños, llamados conductos, conectan los lóbulos con el pezón.

El aro de piel más oscura de la mama se llama areola. La punta elevada dentro de la areola se llama pezón. El complejo areola-pezón (NAC) es un término que se refiere a las dos partes.

La linfa se drena del tejido mamario hacia los vasos linfáticos y viaja hasta los ganglios linfáticos cerca del hueco axilar (axila). La linfa es un líquido transparente que lleva agua y alimento a las células. También sirve para combatir a los gérmenes. Los ganglios cerca del hueco axilar se llaman ganglios linfáticos axilares (ALN). Las células cancerosas pueden desplazarse a través de la linfa y los vasos linfáticos hasta los ganglios linfáticos.

## ¿Qué se incluye en este libro?

Este libro está organizado en los siguientes capítulos:

**Capítulo 2: Pruebas para el DCIS** presenta una descripción general de las pruebas que pueden realizarse y la función del receptor de estrógeno en la planificación del tratamiento.

**Capítulo 3: Tipos de tratamiento** ofrece una descripción general del tratamiento del DCIS y qué esperar de él.

**Capítulo 4: Opciones de cirugía** describe las opciones de tratamiento específicas. El DCIS se trata con cirugía seguida de radioterapia.

**Capítulo 5: La mama después de la cirugía** brinda más información sobre el desplazamiento de volumen, el cierre plano y la reconstrucción mamaria.

**Capítulo 6: Otros recursos** proporciona información sobre los grupos de apoyo para pacientes y dónde obtener ayuda.

## ¿Qué puede hacer para recibir la mejor atención?

Luche por usted mismo. Usted tiene un papel importante que desempeñar en su cuidado. En realidad, es más probable que obtenga la atención que desea si hace preguntas y toma decisiones compartidas con su equipo de atención médica. Considere la posibilidad de obtener la opinión de un especialista en cáncer de mama.

Las NCCN Guidelines for Patients le ayudarán a comprender los cuidados oncológicos. Con una mejor comprensión, estará más preparado para hablar de sus cuidados con su equipo y compartir sus inquietudes. Muchas personas se sienten más satisfechas cuando desempeñan un papel activo en su atención.

Es posible que no sepa qué preguntar a su equipo de atención médica. Eso es frecuente. Cada capítulo de este libro termina con una sección importante titulada *Preguntas para hacer*. Estas sugerencias de preguntas le ayudarán a obtener más información sobre todos los aspectos de su atención.

Dé el siguiente paso y siga leyendo para saber cuál es el mejor cuidado para usted.

### Por qué debería leer este libro

Tomar decisiones sobre la atención oncológica puede ser estresante. Es posible que tenga que tomar decisiones difíciles bajo presión sobre opciones complejas.

Las NCCN Guidelines for Patients son fiables tanto para los pacientes como para los proveedores de atención médica. En ellas, se explican con claridad las recomendaciones de atención actuales formuladas por respetados expertos en la materia. Las recomendaciones se basan en las investigaciones más recientes y prácticas de los mejores centros oncológicos.

La atención oncológica no es igual para todas las personas. Si sigue las recomendaciones de los expertos para su situación, tendrá más probabilidades de mejorar su atención y obtener mejores resultados. Utilice este libro como guía para encontrar la información que necesita para tomar decisiones importantes.

# 2

# Pruebas para el DCIS

**La planificación del tratamiento comienza con los estudios. En este capítulo, se presenta una descripción general de los estudios que puede realizarse y qué puede esperar.**

Los resultados de los estudios de diagnóstico por imágenes y la biopsia se utilizarán para determinar su plan de tratamiento. Para conocer los posibles estudios, **consulte la Guía 1**.

# Pruebas médicas generales

## Antecedentes médicos

Los antecedentes médicos son un registro de todos los problemas de salud y tratamientos que ha tenido durante su vida. Prepárese para enumerar las enfermedades o lesiones que ha tenido y cuándo ocurrieron. Lleve una lista de los medicamentos nuevos y antiguos e incluso los de venta libre, herbarios o los suplementos que esté tomando. Algunos suplementos interactúan y afectan los medicamentos que su equipo de atención médica puede recetarle.

| Guía 1<br>Posibles estudios |
|---|
| Antecedentes médicos y examen físico. |
| Mamografía de diagnóstico de ambas mamas. |
| Biopsia con revisión anatomopatológica. |
| Determinación del estado de receptores de estrógeno (ER). |
| Asesoramiento genético en caso de riesgo de cáncer de mama hereditario. |
| Resonancia magnética (RM) mamaria, según sea necesario. |

Informe al equipo de atención médica sobre cualquier síntoma que tenga. Los antecedentes médicos, algunas veces llamados anamnesis, ayudan a determinar qué tratamiento es el mejor para usted.

## Antecedentes familiares

Al igual que otras enfermedades, algunos tipos de cáncer pueden ser hereditarios. Su médico le preguntará sobre los antecedentes médicos de sus familiares consanguíneos. Esta información se llama antecedentes familiares. Pregunte a los miembros de ambos lados de su familia sobre problemas de salud como afecciones cardíacas, cáncer y diabetes, y a qué edad se los diagnosticaron. Es importante saber el tipo de cáncer específico o dónde comenzó el cáncer; si se encuentra en varios lugares y si se hicieron pruebas genéticas.

## Examen físico

Durante un examen físico, el profesional sanitario puede:

- Tomar la temperatura, la presión arterial, el pulso y el ritmo de su respiración.
- Controlar su altura y peso.
- Auscultar el corazón y los pulmones.
- Observar sus ojos, oídos, nariz y garganta.
- Palpar y aplicar presión en distintas partes del cuerpo para ver si los órganos tienen tamaño normal, están blandos o duros o si duelen cuando los toca.
- Examinar sus mamas para detectar bultos, secreción o sangrado del pezón o cambios en la piel.
- Palpar los ganglios linfáticos agrandados en el cuello, la axila y la ingle.

### Examen clínico de las mamas

El examen clínico de las mamas (ECM) es un examen físico de las mamas desnudas que realiza un médico para detectar bultos u otros cambios. Se realiza mientras está sentada o acostada. El médico debe tomarse el tiempo necesario para palpar (sentir) toda la mama, incluida la axila. También puede haber una enfermera o un asistente en la sala durante el examen.

## Estudios de diagnóstico por imágenes

En los estudios de diagnóstico por imágenes, se toman fotografías del interior del cuerpo. En los estudios de diagnóstico por imágenes se observan el tumor primario, o el lugar donde comenzó el cáncer, y se busca cáncer en otras partes del cuerpo.

Un radiólogo, un experto médico en interpretación de los estudios de diagnóstico por imágenes, interpretará el estudio y le enviará un informe a su médico.

### Mamografía de diagnóstico

Una mamografía es una imagen del interior de su mama. Las fotos se toman con rayos X. Una computadora combina estas radiografías para formar imágenes detalladas. Una mamografía bilateral incluye imágenes de ambas mamas. Los resultados de la mamografía se utilizan para planificar el tratamiento.

Las mamografías de diagnóstico examinan áreas específicas de su mama, que pueden no verse claramente en las mamografías de detección. Las mamografías de diagnóstico incluyen una compresión adicional en determinadas zonas de la mama, vistas aumentadas o la rotación de la mama para obtener imágenes de otras zonas. Otras pruebas pueden incluir una RM mamaria.

### ¿Cuál es la diferencia entre una mamografía de detección y una de diagnóstico?

Una mamografía es una imagen del interior de su mama que se realiza mediante radiografías. Durante la mamografía, la mama se presiona entre dos placas mientras usted se coloca en diferentes posiciones. Se toman múltiples radiografías. Una computadora combina estas radiografías para formar imágenes detalladas.

- Las **mamografías de detección** se realizan de forma periódica cuando no hay signos o síntomas de cáncer de mama. Los resultados tardan unos días.
- Las **mamografías de diagnóstico** se utilizan para aquellas personas que presentan síntomas, como un bulto, dolor, engrosamiento o secreción del pezón, o cuyas mamas han cambiado de forma o tamaño.
- Las **mamografías de diagnóstico** también se utilizan para examinar de cerca una zona anormal encontrada en una mamografía de detección.
- Un radiólogo evaluará la **mamografía de diagnóstico** mientras usted espera para que se realicen de inmediato todas las pruebas adicionales que sean necesarias.

Ambos tipos de mamografías utilizan rayos X de baja dosis para examinar la mama. Se puede realizar una mamografía digital bidimensional (2D) estándar o una mamografía tridimensional (3D) conocida como tomosíntesis.

## Exploración por RM mamaria

La exploración por resonancia magnética (RM) usa ondas sonoras e imanes potentes para tomar fotografías del interior del cuerpo. No se utilizan rayos X, lo que significa que no se emite radiación al organismo durante el estudio. Debido a los imanes muy potentes que se utilizan en el aparato de RM, informe al técnico si tiene algún metal en su cuerpo. Durante la prueba, es probable que se le pida que contenga la respiración durante 10 o 20 segundos mientras el técnico toma las imágenes.

Para la RM mamaria, se utiliza un medio de contraste con gadolinio (un metal pesado poco común) para mejorar la calidad de este estudio. Este medio de contraste no tiene efectos perjudiciales, pero puede permanecer en el cuerpo durante meses o años. Hable con su médico si tiene dudas.

El resonador magnético cerrado tiene un diseño de cápsula en la que el imán rodea a la persona. El espacio es pequeño y cerrado. El resonador magnético abierto tiene un imán en la parte superior y en la inferior, lo que permite que haya una abertura en cada extremo. Los resonadores cerrados son más comunes que los abiertos. Por lo tanto, si tiene claustrofobia (miedo a los espacios cerrados), asegúrese de hablar con su equipo de atención médica sobre ello. Las RM tardan más que las TC.

### RM mamaria

**Si es necesario, se realizará una resonancia magnética (RM) mamaria, además de una mamografía. Para realizar una RM mamaria, se debe colocar boca abajo con los brazos por encima de la cabeza.**

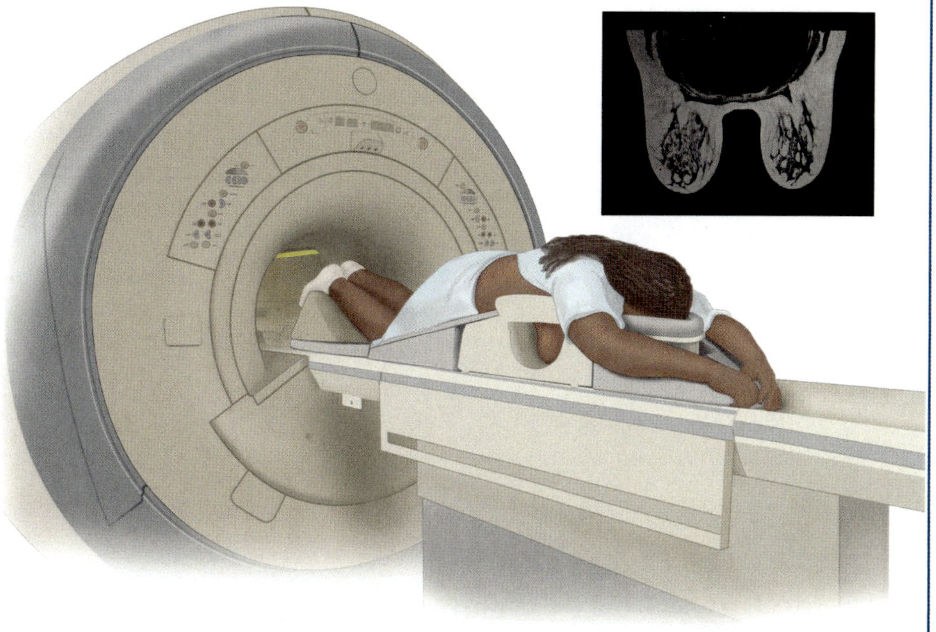

# Biopsia

Una biopsia es la extracción de una muestra de tejido del cuerpo para analizarlo. Un anatomopatólogo examinará la biopsia para determinar si hay cáncer y redactará un informe anatomopatológico. Consulte sobre los resultados de su biopsia y qué significa para su tratamiento.

Hay distintos tipos de biopsias. Algunas biopsias se guían por imágenes, como una mamografía. La biopsia se toma primero del tumor primario o principal. También se pueden hacer biopsias de otros tumores o tumores en diferentes áreas. Es posible que le extirpen tejido de la mama, los ganglios linfáticos o ambos.

Los tipos de biopsias posibles incluyen:

- La **aspiración con aguja fina (AAF)** o **biopsia por punción con aguja gruesa (CB)** utiliza agujas de diferentes tamaños para extraer una muestra de tejido o líquido. En la **biopsia con aguja gruesa asistida por vacío (VACB),** se utiliza la aspiración mediante una aguja para extraer la muestra con un dispositivo de vacío especial.
- La **biopsia por incisión** extrae una pequeña cantidad de tejido a través de un corte en la piel o en el cuerpo.
- La **biopsia por escisión** extrae toda la zona anormal. No es el tipo de biopsia preferido, pero puede ser necesario si no hay otros métodos posibles o cuando los resultados de la biopsia no coinciden con los hallazgos esperados. Por lo general, la biopsia por escisión se realiza bajo anestesia en un quirófano.

Antes de realizar las biopsias, normalmente se inyecta un medicamento anestésico en la zona. Una biopsia por punción con aguja gruesa extrae más de una muestra de tejido, pero normalmente a través de la misma zona de la mama. Las muestras son pequeñas. La aguja a menudo se guía hacia el tumor con imágenes. Cuando se usa una mamografía durante una biopsia, se denomina biopsia estereotáctica con aguja.

Se pueden colocar uno o más clips cerca del tumor de mama durante una biopsia. Los clips son pequeños, no provocan dolor y están hechos de metal. Se usan para marcar el sitio para futuros tratamientos e imágenes. Los clips permanecen en su lugar hasta la cirugía. Si la zona donde se hizo la biopsia es benigna, el clip permanecerá en su lugar para marcar el sitio de la biopsia en futuras imágenes. El clip no causa problemas, incluso si se deja en el lugar durante mucho tiempo. Podrá pasar por la seguridad del aeropuerto y realizarse una RM.

## Resultados de la biopsia

La histología es el estudio de la anatomía (estructura) de las células, los tejidos y los órganos observados al microscopio. Sirve para tomar decisiones acerca del tratamiento. Su informe anatomopatológico contendrá información sobre la histología. Es posible que se le recomiende una biopsia abierta (cirugía) para extirpar (extraer) el tumor y confirmar la histología, como carcinoma ductal invasivo o carcinoma lobular invasivo. Hable con su médico para obtener más información sobre los próximos pasos.

# Estado de receptores de estrógeno

El estrógeno es una hormona que cumple una función en el desarrollo de la mama. Es producido por una glándula del cuerpo. Un receptor es una proteína que se encuentra en el interior o en la superficie de una célula. Cuando sustancias, como las hormonas, se adhieren (unen) a estos receptores, se producen cambios en la célula. Cuando las hormonas, como el estrógeno, se unen a los receptores dentro de las células del cáncer de mama, pueden hacer que el cáncer se extienda. Cuando se detectan, se puede utilizar el tratamiento hormonal para enfocarse en estos receptores de estrógeno.

## Inmunohistoquímica

La inmunohistoquímica (IHQ) es un proceso de tinción especial que implica incorporar marcadores químicos a las células. Luego, estas células se estudian con un microscopio. La IHQ puede detectar receptores de estrógeno en las células del cáncer de mama. Un anatomopatólogo medirá cuántas células tienen receptores de estrógeno y la cantidad de receptores dentro de cada célula. Los resultados de los estudios serán positivos para los receptores de estrógeno (ER+) o negativos para los receptores de estrógeno (ER-).

## Receptor de estrógeno positivo

En el caso del cáncer de mama con receptor de estrógeno positivo (ER+), la IHQ detecta receptores de hormonas de estrógeno en al menos 1 de cada 100 células cancerosas. Las células de cáncer con ER+ pueden precisar estrógeno para desarrollarse. Si se realiza un tratamiento hormonal para bloquear la producción de estrógeno o la señalización del receptor de estrógeno, es posible que estas células dejen de crecer o mueran.

**No se utiliza el estudio de HER2 para el diagnóstico y tratamiento del DCIS.**

El cáncer de mama con ER+ se trata con tratamiento hormonal, que bloquea la señalización del receptor de estrógeno o reduce la producción de estrógeno.

## Receptor de estrógeno negativo

Las células de cáncer de mama con receptor de estrógeno negativo (ER-) no tienen receptores de hormonas de estrógeno. Estas células cancerosas no precisan estrógeno para desarrollarse y continúan creciendo. Por lo tanto, el tratamiento para bloquear el estrógeno no es eficaz.

## Pruebas genéticas de riesgos de cáncer

Aproximadamente 1 de cada 10 cánceres de mama son hereditarios. Según sus antecedentes familiares u otras características de su cáncer, es posible que el profesional de atención médica le indique pruebas genéticas hereditarias para obtener más información sobre el cáncer que padece. Un asesor genético o proveedor calificado hablará con usted sobre los resultados. Los resultados de las pruebas se pueden utilizar para guiar la planificación del tratamiento.

Los análisis genéticos se realizan con sangre o saliva (se recoge saliva en un frasquito o se pasa un hisopo por el interior de la mejilla). El objetivo consiste en buscar mutaciones genéticas heredadas de sus padres biológicos (de nacimiento), llamadas mutaciones de la estirpe germinal. Algunas mutaciones pueden aumentar el riesgo de tener más de un tipo de cáncer. También puede transmitir estos genes a sus hijos. Además, otros familiares pueden ser portadores de estas mutaciones. Informe a su equipo de atención médica si tiene antecedentes familiares de cáncer.

Puede encontrar más información sobre las pruebas genéticas de riesgos de cáncer en *NCCN Guidelines for Patients: Análisis genéticos para cáncer hereditario de mama, ovario, páncreas y próstata* NCCN.org/patientguidelines y en la aplicación NCCN Patient Guides for Cancer.

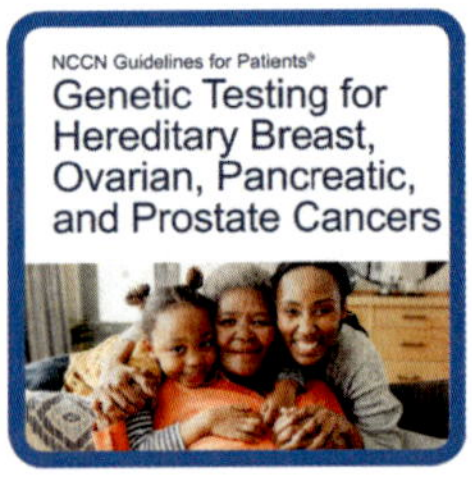


### ¿Cuáles son sus antecedentes médicos familiares?

Algunos tipos de cáncer y otras enfermedades son hereditarios, es decir, se relacionan con usted a través de los genes que se transmiten de los padres biológicos (de nacimiento) a los hijos. Esta información se llama antecedentes médicos familiares. Pregunte a sus parientes consanguíneos sobre sus problemas de salud como afecciones cardíacas, cáncer y diabetes, y a qué edad se los diagnosticaron. En el caso de los familiares a los que se les ha diagnosticado un cáncer, averigüe qué tipo de cáncer tuvieron, si murieron a causa del cáncer y a qué edad se les diagnosticó.

Empiece por sus padres, hermanos e hijos. Luego, hable con sus medio hermanos, tíos, sobrinos, abuelos y nietos.

Escriba todo lo que averigüe sobre sus antecedentes familiares y compártalo con el profesional de atención médica.

Algunas de las preguntas que debe hacer son las siguientes:

- ¿Qué edad tenía cuando recibió el diagnóstico de cada una de estas enfermedades y problemas de salud?
- ¿Cuál es la ascendencia de su familia? ¿De qué países proceden sus antepasados?

### Pruebas de *BRCA*

Todas las personas tienen genes *BRCA*. Los genes *BRCA* normales ayudan a prevenir el crecimiento del tumor. Colaboran con la reparación de las células dañadas y permiten que las células crezcan de forma normal. Las mutaciones de *BRCA* aumentan el riesgo de contraer más de un tipo de cáncer. Las mutaciones en *BRCA1* o *BRCA2* aumentan el riesgo de contraer cáncer de mama, ovarios, próstata, colorrectal, páncreas o melanoma. Los genes *BRCA* con mutación también pueden afectar la eficacia de algunos tratamientos. Es posible que se deban repetir estos estudios.

### Otros genes

Se pueden realizar pruebas para otros genes, como *PALB2, p53, CHEK2* y *ATM*. Por ejemplo, *PALB2* normalmente ayuda a prevenir el cáncer. Cuando *PALB2* muta, deja de funcionar correctamente. Quienes tienen una mutación del gen *PALB2* tienen un mayor riesgo de padecer cáncer de mama.

## Estadios del cáncer de mama

El estadio del cáncer es una forma de describir la extensión del cáncer en el momento en que se diagnostica por primera vez. Según los estudios, a su cáncer se le asignará un estadio. La estadificación ayuda a predecir el pronóstico y a tomar decisiones sobre el tratamiento. El pronóstico es el curso que probablemente tomará su cáncer.

La estadificación se basa en una combinación de información para llegar a un estadio final numerado. Tiene en cuenta lo que se puede sentir durante un examen físico, lo que se puede ver en los estudios de diagnóstico por imágenes y lo que se encuentra durante una biopsia o cirugía. A menudo no se dispone de toda la información en la evaluación inicial. Se puede recopilar más información a medida que comienza el tratamiento.

La estadificación del cáncer de mama a menudo se realiza en dos oportunidades: antes y después de la cirugía.

- El **estadio clínico (c)** es la calificación otorgada antes del tratamiento. Se basa en un examen físico, biopsia y estudios de diagnóstico por imágenes. Por ejemplo, puede calificarse como cT0 o cN1. Se realizan estudios antes de cualquier tratamiento como parte del diagnóstico inicial.
- La **estadificación anatomopatológica (p)** o quirúrgica se determina al examinar el tejido extraído durante la cirugía. Por ejemplo, puede calificarse como pT1.

### Clasificación TNM

El sistema TNM (tumor, ganglio y metástasis) se usa para estadificar el cáncer de mama. En este sistema, las letras T, N y M (tumor, ganglio y metástasis) describen diferentes áreas del crecimiento del cáncer. Según los resultados de los estudios, su médico asignará una puntuación o un número a cada letra. Cuanto más alto el número, más grande es el tumor o mayor es la extensión del cáncer. Estas puntuaciones se combinan para asignar un estadio al cáncer. Un ejemplo del sistema TNM se vería así: T1N0M0 o T1, N0, M0. En el caso de DCIS, podría verse así: TisN0M0.

- **T (tumor):** profundidad y extensión de los tumores principales (primarios) en una o ambas mamas.
- **N (ganglio):** si el cáncer se ha extendido a los ganglios linfáticos cercanos (regional).
- **M (metástasis):** si el cáncer se ha extendido a partes distantes del cuerpo o hizo metástasis.

## Ganglios linfáticos

El líquido linfático, un líquido transparente que contiene células que ayudan a combatir infecciones y otras enfermedades, drena a través de conductos hacia los vasos linfáticos. Desde allí, el líquido drena hacia los ganglios linfáticos. Los ganglios linfáticos funcionan como filtros para ayudar a combatir las infecciones. Los ganglios linfáticos regionales se encuentran cerca de la mama en la axila. Si el cáncer de mama se extiende, a menudo se dirige primero a los ganglios linfáticos cercanos que se encuentran debajo del brazo. También se puede extender a los ganglios linfáticos que se encuentran cerca de la clavícula o cerca del esternón. Sin embargo, es posible que las células cancerosas circulen a través de la linfa y la sangre hacia otras partes del cuerpo sin haber pasado antes por los ganglios linfáticos. **Por lo general, el DCIS no se propaga a los ganglios linfáticos.**

## Grado

El grado describe qué tan anormales se ven las células tumorales al microscopio (características histológicas). Los cánceres de alto grado tienden a crecer y extenderse más rápido que los cánceres de bajo grado. GX significa que no se puede determinar el grado, seguido de G1, G2 y G3. G3 es el grado más alto para el cáncer de mama. Un tumor de bajo grado tiene un riesgo bajo de recurrencia. Un tumor de alto grado tiene un mayor riesgo de recurrencia (reaparición del cáncer).

- **GX:** no se puede determinar el grado.
- **G1:** grado nuclear bajo.
- **G2:** grado nuclear intermedio.
- **G3:** grado nuclear alto.

## Estadios numerados

Los estadios numerados se basan en la clasificación TNM y en el estado del receptor (de la hormona y de HER2). Los estadios van del estadio 0 al estadio 4, que es el más avanzado. Se pueden escribir como estadio 0, estadio I, estadio II, estadio III y estadio IV. El cáncer de mama inflamatorio se clasifica en estadio 3 (invasivo) o 4 (metastásico).

- **El estadio 0 es no invasivo:** el cáncer de mama no invasivo se clasifica en estadio 0. El carcinoma ductal *in situ* (DCIS) se encuentra solo en los conductos (Tis). No se extendió al tejido mamario circundante, los ganglios linfáticos (N0) o sitios distantes (M0).
- **Los estadios 1, 2 y 3 son invasivos, pero no metastásicos:** el cáncer de mama invasivo se clasifica en estadio 1, 2 o 3. Se ha desarrollado fuera de los conductos, los lóbulos o el tejido mamario. Este cáncer puede encontrarse en los ganglios linfáticos axilares.
- **El estadio 4 es metastásico:** en el cáncer de mama de estadio 4, el cáncer se ha extendido a zonas distantes. Puede desarrollarse en estadios anteriores. A veces, el primer diagnóstico es de cáncer de mama metastásico de estadio 4 (llamado *de novo*).

Puede encontrar más información sobre el cáncer de mama invasivo y metastásico en NCCN.org/patientguidelines y en la aplicación NCCN Patient Guides for Cancer.

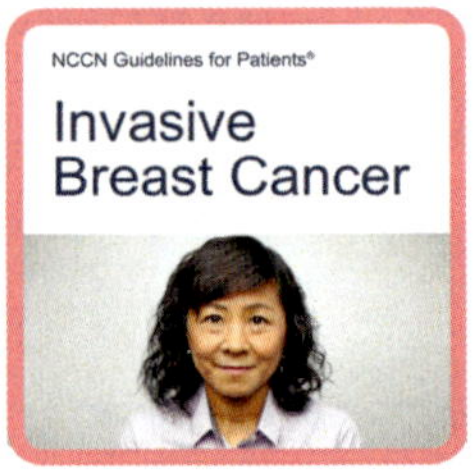


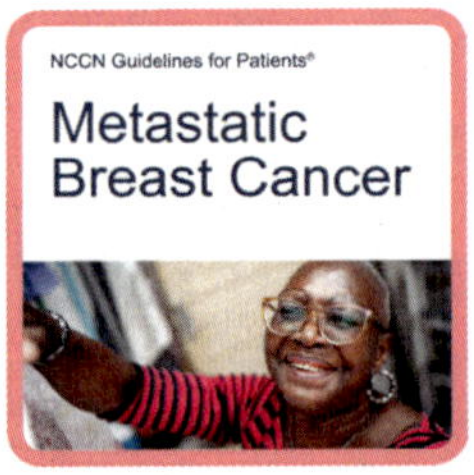

## Puntos clave

- Una mamografía de diagnóstico incluye imágenes detalladas de una o ambas mamas. Es diferente a una mamografía de detección.
- Durante una biopsia, se extraen muestras de tejido o líquidos para analizar. Las muestras se necesitan para confirmar la presencia de cáncer y realizar pruebas en células cancerosas.
- Se analizará una muestra de su biopsia para determinar el estado y el grado (histología) del receptor de estrógeno (ER). Esto ofrece información sobre el comportamiento de su cáncer y sobre los tratamientos a los que puede responder. Se pueden realizar otras pruebas de biomarcadores.
- No se realiza el estudio del estado de HER2 para el DCIS.
- Por lo general, el DCIS no se propaga a los ganglios linfáticos.
- Aproximadamente 1 de cada 10 cánceres de mama son hereditarios. Según sus antecedentes familiares u otras características de su cáncer, es posible que su profesional de atención médica le indique pruebas genéticas hereditarias o lo derive a un asesor genético.

## Preguntas para hacer

- ¿A qué tipo o tipos de biopsia me someteré?
- ¿Qué pruebas se realizarán al tumor?
- ¿Cuál es el grado del tumor?
- ¿Se conoce más de una ubicación del cáncer?
- ¿Cuál es el estado de receptores de estrógeno (ER) del tumor?

# 3
# Tipos de tratamiento

**Hay más de un tratamiento para el carcinoma ductal *in situ* (DCIS). En este capítulo, se describen las opciones de tratamiento y qué esperar. Juntos, usted y su equipo de atención médica elegirán el plan de tratamiento que sea mejor para usted.**

## Equipo de atención médica

El tratamiento del cáncer de mama requiere un abordaje en equipo. Las decisiones sobre el tratamiento deben estar a cargo de un equipo multidisciplinario (EMD). Un EMD es un equipo de profesionales de la salud y de la atención psicosocial de diferentes entornos profesionales que tengan conocimiento y experiencia sobre su tipo de cáncer. Este equipo debe reunirse para planificar e implementar su tratamiento. Pregunte quién coordinará su atención.

Algunos integrantes de su equipo de atención médica le acompañarán durante todo el tratamiento del cáncer, en tanto otros estarán presentes durante ciertos momentos. Conozca a su equipo de atención médica y ayúdelos para que le conozcan a usted.

## Descripción general del tratamiento

La cirugía es una operación o procedimiento para extirpar el cáncer del cuerpo. La cirugía es el tratamiento principal o primario para el carcinoma ductal *in situ* (DCIS). Esta es solo una parte del plan de tratamiento. Al prepararse para la cirugía, busque la opinión de un cirujano experimentado. El cirujano debe ser experto en el tipo de cirugía al que se someta. Los hospitales que hacen muchas cirugías a menudo tienen mejores resultados. Puede pedir que lo deriven a un hospital o centro oncológico que tenga experiencia en el tratamiento de su tipo de cáncer.

### Objetivo de la cirugía

El objetivo de la cirugía o resección del tumor es eliminar todo el cáncer. A tal efecto, se extirpa el tumor junto con un borde de tejido de aspecto normal que se encuentre alrededor del borde llamado margen quirúrgico. El margen quirúrgico puede tener un aspecto normal durante la cirugía, pero es posible que se encuentren células cancerosas cuando un anatomopatólogo las observa al microscopio. Si no se encuentran células cancerosas en el tejido alrededor del borde del tumor, hay un margen claro o negativo (R0). Si hay un margen positivo, las células cancerosas se encuentran en el tejido de aspecto normal alrededor del tumor.

Después de la cirugía, es probable que reciba tratamiento como radioterapia para eliminar cualquier célula cancerosa que haya quedado. Es posible que le coloquen un drenaje en la herida para evitar que se acumule líquido en el cuerpo después de la cirugía. Estos drenajes suelen retirarse unos días después de la cirugía.

# Tumorectomía

La tumorectomía es la extirpación del tumor o células anormales. No se extirpa toda la mama. La tumorectomía también se denomina tratamiento conservador de la mama o cirugía conservadora de la mama (BCS). En una tumorectomía, el cirujano intenta extirpar todo el DCIS con un borde de tejido sano, llamado margen quirúrgico negativo o limpio. Tener un margen quirúrgico negativo disminuirá la probabilidad de que el cáncer reaparezca en esa área de la mama. Es posible que necesite más de una cirugía para asegurarse de que se extirpó todo el cáncer. Luego de la tumorectomía, suele indicarse radioterapia en parte o en toda la mama. Es importante saber que la biopsia de los ganglios linfáticos no se realiza con la tumorectomía.

Es posible que la mama no se vea igual después de una tumorectomía. Hable con su cirujano sobre cómo una tumorectomía podría afectar el aspecto y la forma de su mama y por cualquier inquietud que tenga. También puede consultar a un cirujano plástico.

### Cirugía conservadora de la mama

**La línea punteada muestra el lugar donde se extirpa el tumor. La tumorectomía es la extirpación del tumor o células anormales y no de la mama completa. También se denomina mastectomía parcial, tratamiento conservador de la mama o cirugía conservadora de la mama (BCS).**

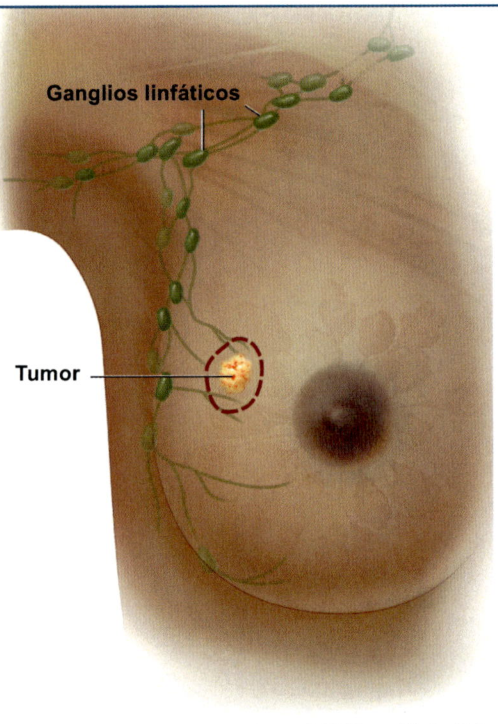

# Mastectomía

La mastectomía extirpa toda la mama. En algunos casos, el cirujano puede realizar una biopsia de ganglio linfático centinela (SLNB) antes de extirpar la mama. Los ganglios linfáticos centinela son los primeros ganglios linfáticos a los que es probable que las células cancerosas se hayan extendido desde el tumor principal.

Estos son los tipos de mastectomías:

- **Mastectomía total o mastectomía simple:** extirpa toda la mama con un cierre plano.
- **Mastectomía con preservación de la piel:** extirpa la mama, pero no toda la piel, con el fin de poder hacer una reconstrucción mamaria con colgajos o implantes.
- **Mastectomía conservadora de pezones:** también preserva el complejo areola-pezón (NAC) y toda la piel. No todas las personas son candidatas a una mastectomía conservadora de pezones según la ubicación del cáncer, el tamaño y la ptosis de la mama (grado de caída).

La reconstrucción mamaria es una opción después de una mastectomía. Se puede realizar al mismo tiempo que la mastectomía (reconstrucción inmediata) o en algún momento después de la finalización del tratamiento del cáncer (reconstrucción tardía). La reconstrucción mamaria se suele realizar por etapas. Si está considerando la reconstrucción mamaria, la cirugía requiere colaboración entre un cirujano especialista en mamas y un cirujano plástico.

## Mastectomía total (simple)

**La línea punteada muestra el lugar donde se extirpa toda la mama. También se pueden extirpar algunos ganglios linfáticos de la axila. La estadificación clínica de los ganglios linfáticos ocurre antes de la cirugía.**

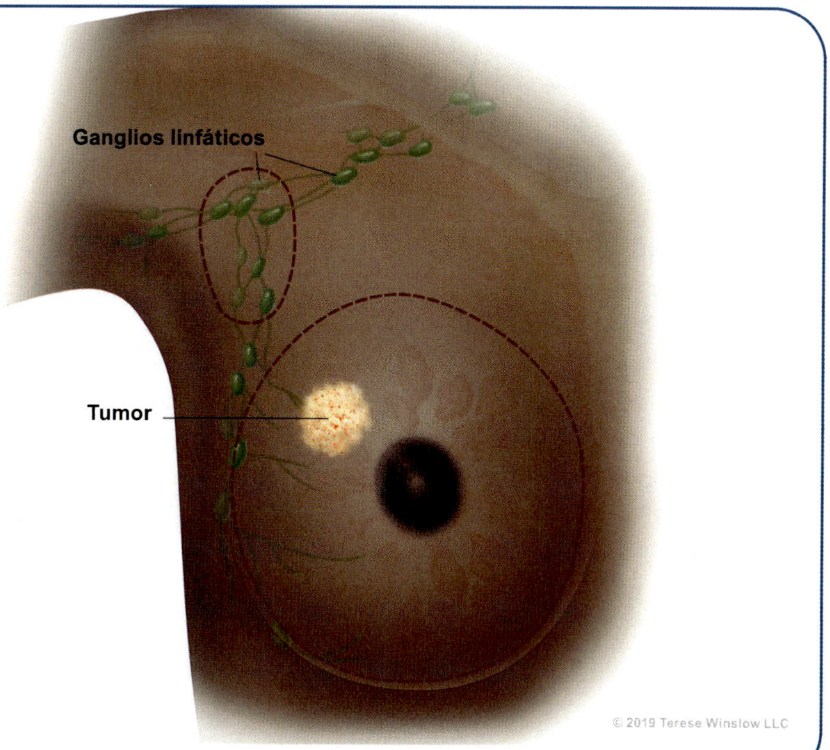

# Biopsia de ganglio linfático centinela

Este procedimiento solo se realiza en algunos casos de DCIS.

Un ganglio linfático centinela (SLN) es el primer ganglio linfático al que las células cancerosas tienen más probabilidades de extenderse desde un tumor primario. A veces, puede haber más de un ganglio linfático centinela. La extracción del ganglio linfático centinela durante la cirugía se llama biopsia de ganglio linfático centinela (SLNB o SNB). Este procedimiento se puede realizar durante la cirugía, como una mastectomía (cirugía para extirpar la mama) o una tumorectomía (cirugía para extirpar un tumor), para determinar si alguna célula cancerosa se desplazó hacia los ganglios linfáticos. Los ganglios linfáticos extirpados se denominan ganglios centinela. Pueden o no contener células cancerosas. El hecho de que se extirpen estos ganglios no quiere decir que sean positivos.

Para encontrar los ganglios linfáticos centinela, se inyecta un material radiactivo y otros medios de contraste en la zona donde se encuentra el tumor. Desde allí, el medio de contraste circula a través del sistema linfático de la mama a los ganglios linfáticos. Esto ayuda al cirujano a encontrar los ganglios linfáticos centinela entre los otros ganglios. Una vez que se encuentran los ganglios, aquellos que contienen material radioactivo o medio de contraste se extirpan y se someten al análisis de un anatomopatólogo. Si hay cáncer, entonces se puede extirpar más del ganglio linfático centinela.

**El tratamiento habitual es la mejor manera que se conoce para tratar una enfermedad particular de acuerdo con los ensayos clínicos anteriores. Puede haber más de una pauta de tratamiento que se considere el tratamiento habitual. Pregúntele a su equipo de atención médica las opciones de tratamiento con las que cuenta y si podría participar de un ensayo clínico.**

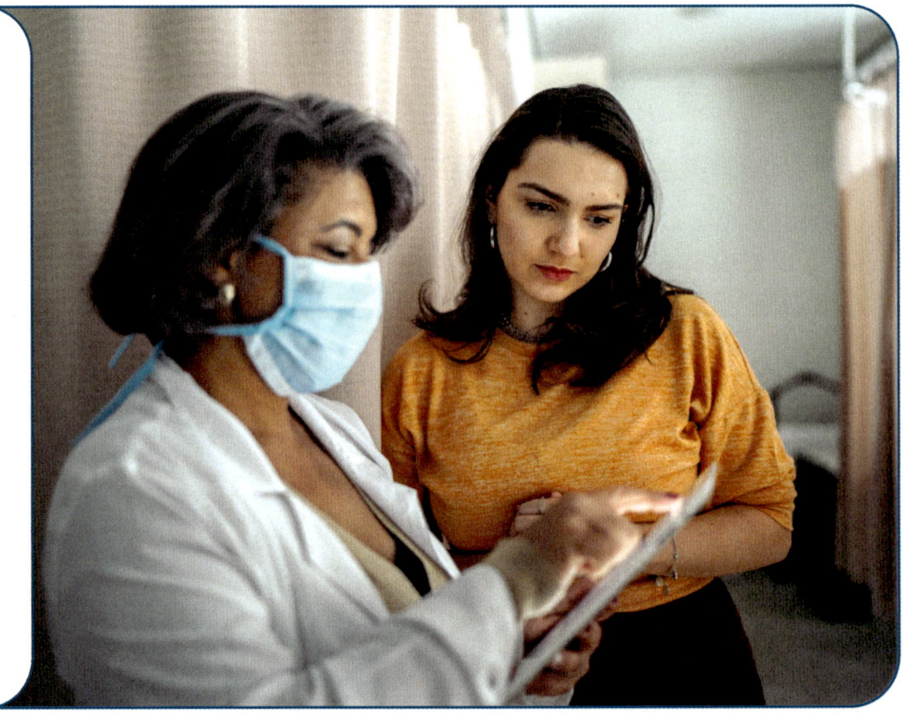

# Radioterapia

La radioterapia (RT) utiliza radiación de alta energía de rayos X (fotones), protones y otras fuentes para destruir las células cancerosas remanentes después de la cirugía. Se pueden utilizar diferentes tipos de radiación para el DCIS. La mayoría de los tipos incluyen varias sesiones diarias de tratamiento cortas por un período de días o semanas. Pregúntele a su equipo de atención médica qué opciones de radioterapia son las mejores para usted y qué efectos secundarios pueden tener.

Los tipos de radioterapia que se utilizan para el DCIS incluyen:

- La **radioterapia de toda la mama (WBRT)** se utiliza para tratar toda la mama. Algunas veces, se pueden administrar tratamientos adicionales en el área del tumor. Esto se llama refuerzo.
- La **radioterapia parcial de la mama (PBI)** se utiliza para tratar solo el área de la mama que tiene el tumor. La **radioterapia parcial acelerada de la mama (APBI)** es una radiación administrada durante un período de tiempo más corto.

## Radioterapia de haz externo

La radioterapia de haz externo (RTHE) utiliza una máquina fuera del cuerpo para dirigir la radiación hacia toda la mama (WBRT) o solo a la zona del tumor de la mama (PBI).

## Radiación interna

La radiación interna (braquiterapia) consiste en colocar uno o más tubos pequeños en la zona del tumor en la mama. Una pequeña semilla radioactiva se desplaza por el tubo o tubos y administra radiación a la zona del tumor de la mama desde el interior del cuerpo. Este tipo de radiación se utiliza solo para la PBI.

# Tratamiento hormonal

El tratamiento hormonal bloquea el estrógeno o la progesterona para tratar el cáncer de mama con receptores de hormonas positivos (HR+). El sistema endócrino está formado por órganos y tejido que producen hormonas. Las hormonas son químicos naturales que se liberan en el torrente sanguíneo.

El tratamiento hormonal puede enfocarse en cuatro hormonas:

- El **estrógeno** es producido principalmente por los ovarios, pero también por otros tejidos del cuerpo, como el tejido graso.
- La **progesterona**, producida principalmente por los ovarios.
- La **hormona liberadora de la hormona luteinizante (LHRH)**, producida por una parte del cerebro llamada hipotálamo. Instruye a los ovarios para que produzcan estrógeno y progesterona y a los testículos para que produzcan testosterona. La LHRH también se llama hormona liberadora de gonadotropina (GnRH).
- El **andrógeno**, producido por las glándulas suprarrenales, los testículos y los ovarios.

Las hormonas pueden hacer que el cáncer de mama crezca. El tratamiento hormonal evitará que el cuerpo produzca hormonas o bloqueará el efecto que generan en el cuerpo. Esto puede ralentizar el crecimiento del tumor o reducir su tamaño durante un período de tiempo.

El tratamiento hormonal también se conoce como hormonoterapia o terapia antiestrógenos. No es lo mismo que el tratamiento de reemplazo hormonal (TRH) utilizado para la menopausia.

El tratamiento hormonal inhibe la producción de hormonas y afecta a la capacidad de quedar embarazada durante el tratamiento. Aquellas personas que deseen tener hijos en el futuro deberían consultar con un especialista en fertilidad antes de iniciar el tratamiento hormonal.

Se mencionan los tipos de tratamiento hormonal en la **Guía 2.**

## Testosterona

Para las personas de sexo biológico masculino que continúan produciendo testosterona, el tratamiento hormonal incluye tamoxifeno o un inhibidor de la aromatasa con un tratamiento supresor de la testosterona.

**Guía 2**
**Tipos de tratamiento hormonal**

| | |
|---|---|
| **Ooforectomía bilateral** | Cirugía para extirpar ambos ovarios. |
| **Ablación ovárica** | Radiación para evitar de forma permanente que los ovarios produzcan hormonas. |
| **Supresión ovárica o de la testosterona** | Medicamentos para evitar de forma temporal que los ovarios o los testículos produzcan hormonas, como LHRH y GnRH.<br>• Los agonistas de la LHRH incluyen la goserelina (Zoladex) y la leuprorelina (Lupron Depot). Se inyectan cada 4 o 12 semanas. No afectan al estrógeno producido por los ovarios.<br>• Los agonistas de GnRH se pueden usar para suprimir la hormona ovárica o la producción de testosterona. |
| **Inhibidores de la aromatasa (AI)** | Medicamentos que evitan que un tipo de hormona llamada andrógeno se convierta en estrógeno a través de una enzima llamada aromatasa. No afectan al estrógeno producido por los ovarios. Los inhibidores de la aromatasa no esteroideos incluyen anastrozol (Arimidex) y letrozol (Femara). El exemestano (Aromasin) es un inhibidor esteroideo de la aromatasa. |
| **Moduladores de receptores de estrógeno (ER) o antiestrógenos** | • Los **moduladores selectivos de receptores de estrógeno (SERM)** impiden que el estrógeno se una a los receptores de hormonas. Tamoxifeno y toremifeno (Fareston) son SERM.<br>• Los **degradadores selectivos de receptores de estrógeno (SERD)** bloquean y destruyen a los receptores de estrógeno. Fulvestrant (Faslodex) y elacestrant (Orserdu) son SERD. |
| **Hormonas** | Entre las hormonas se incluyen el etinilestradiol, la fluoximesterona y el acetato de megestrol (Megace). |

### Premenopausia

Si tiene períodos menstruales, está en la etapa de la premenopausia. En la premenopausia, los ovarios son la principal fuente de estrógeno y progesterona.

- El tamoxifeno es la opción de tratamiento hormonal para quienes se encuentran cursando la premenopausia. La supresión o ablación ovárica suele considerarse para los cánceres de mama con ER+ de mayor riesgo.

### Menopausia

Durante la menopausia, los ovarios dejan de producir hormonas en forma permanente y el período menstrual se detiene. Los niveles de estrógeno y progesterona son bajos, pero las glándulas suprarrenales, el hígado y la grasa corporal siguen produciendo pequeñas cantidades de estrógeno. Si no tiene la menstruación, es posible que se utilice un análisis con una muestra de sangre para confirmar su estado.

El tratamiento para el cáncer puede provocar una menopausia temporal. Si dejó de menstruar debido a la extirpación del útero (histerectomía) pero aún conserva los ovarios, debe confirmar su estado menopáusico con un análisis de sangre. Si le extirparon los dos ovarios (con o sin el útero), usted ha entrado en la menopausia.

- El tratamiento indicado para mujeres en la menopausia es tamoxifeno o un inhibidor de la aromatasa. Entre los inhibidores de la aromatasa podemos encontrar anastrozol (Arimidex), exemestano (Aromasin) y letrozol (Femara).

### Prevenir el embarazo durante el tratamiento

Si queda embarazada durante la radioterapia o el tratamiento hormonal, pueden producirse defectos congénitos. Los métodos anticonceptivos no hormonales, como los dispositivos intrauterinos (DIU) y los métodos de barrera, son preferibles en las mujeres con diagnóstico de cáncer de mama. Los tipos de métodos de barrera incluyen condones, diafragmas, capuchones cervicales y esponja anticonceptiva.

# Ensayos clínicos

Un ensayo clínico es un tipo de estudio de investigación médica. Después de desarrollar y analizar en un laboratorio nuevas formas posibles de tratar el cáncer, es necesario estudiarlas en las personas. Si en un ensayo clínico se determina que un fármaco, un dispositivo o un método de tratamiento es seguro y eficaz, es posible que lo apruebe la Administración de Alimentos y Medicamentos de los Estados Unidos (FDA).

Todas las personas con cáncer deben considerar atentamente todas las opciones de tratamiento que existen para tratar su tipo de cáncer, incluidos los tratamientos estándares y los ensayos clínicos. Converse con su médico para evaluar si tiene sentido participar en un ensayo clínico.

## Fases

La mayoría de los ensayos clínicos sobre el cáncer se centran en el tratamiento y se realizan por fases.

- En los ensayos de **fase 1**, se estudian la seguridad y los efectos secundarios de un medicamento en investigación o un método de tratamiento.
- En los ensayos de **fase 2**, se evalúa el grado en que un fármaco o método actúa contra un tipo de cáncer específico.
- En los ensayos de **fase 3**, se evalúa el medicamento o el método en comparación con el tratamiento estándar. Si los resultados son buenos, puede ser aprobado por la FDA.
- En los ensayos de **fase 4**, se estudian la seguridad y el beneficio de un tratamiento aprobado por la FDA.

## ¿Quién puede inscribirse?

Depende de las normas del ensayo clínico, denominadas criterios de elegibilidad. Las reglas pueden referirse a la edad, el tipo y el estadio del cáncer, los antecedentes de tratamiento o el estado de salud general. Estos garantizan que los participantes se asemejen en formas específicas y que el ensayo sea lo más seguro posible para los participantes.

## Consentimiento informado

Un equipo de investigación administra los ensayos clínicos. Este grupo de expertos revisará el estudio con usted en detalle, incluidos el propósito, y los riesgos y beneficios de participar. Toda esta información también se proporciona en un formulario de consentimiento informado. Lea el formulario detenidamente y haga preguntas antes de firmarlo. Tómese el tiempo que necesite para conversar con personas de su confianza. Tenga en cuenta que puede dejar el ensayo clínico y recibir un tratamiento fuera del ensayo clínico en cualquier momento.

## ¿Recibiré un placebo?

Los placebos (versiones inactivas de medicamentos reales) casi nunca se usan solos en los ensayos clínicos sobre el cáncer. Es común recibir el placebo con el tratamiento habitual o el fármaco nuevo con el tratamiento estándar. Antes de inscribirse, se le informará, verbalmente y por escrito, si el ensayo clínico tiene previsto el uso de un placebo.

## ¿Los ensayos clínicos son gratuitos?

No tiene que pagar nada para inscribirse en un ensayo clínico. El patrocinador del estudio paga los costos relacionados con la investigación, incluido el fármaco del estudio. Pero es posible que tenga que pagar otros servicios, como transporte o servicios de cuidado infantil, debido a las consultas adicionales. Durante el ensayo, continuará recibiendo la atención habitual contra el cáncer. Este tipo de atención a menudo está cubierta por el seguro.

# Tratamiento complementario

El tratamiento complementario ayuda a mejorar su calidad de vida durante el tratamiento del cáncer y después de este. El objetivo es prevenir o controlar los efectos secundarios y los síntomas, como el dolor y la fatiga relacionados con el cáncer. También aborda los problemas mentales, sociales y espirituales a los que se enfrentan las personas con cáncer.

El tratamiento complementario está disponible para todas las personas con cáncer y sus familias, no solo para las que se encuentran al final de la vida. También se denomina cuidados paliativos.

El tratamiento complementario también puede ayudar en los siguientes aspectos:

- Toma de decisiones sobre el tratamiento.
- Coordinación de la atención médica.
- Pago de la atención médica.
- Planificación anticipada de la atención y relacionada con el final de la vida.

## Angustia

Es común tener depresión, ansiedad y problemas para dormir y forman parte normal del diagnóstico de cáncer. Hable con su equipo de atención médica y con aquellas personas con quienes se encuentre a gusto sobre cómo se siente. Hay servicios, personas y medicamentos que pueden ayudarle. Cuenta con servicios de apoyo y asesoramiento disponibles.

## Fatiga

La fatiga es el cansancio extremo y la incapacidad de funcionar debido a la falta de energía. La fatiga puede ser provocada por el cáncer o puede ser un efecto secundario del tratamiento. Hágale saber a su equipo de atención médica cómo se siente y si la fatiga le impide hacer las cosas que disfruta. Cumplir con una dieta equilibrada, hacer ejercicio, yoga, acupuntura y recibir masajes puede ayudarle. Es posible que se solicite una derivación a un nutricionista o dietista para que le ayude con la fatiga.

## Inapetencia

Algunos efectos secundarios de la cirugía, el cáncer o su tratamiento pueden causar que sienta falta de apetito o malestar estomacal (náuseas). Es posible que tenga la boca dolorida. Comer de forma saludable es importante durante el tratamiento. Incluye consumir una dieta equilibrada, ingerir la cantidad adecuada de comida y beber una cantidad suficiente de líquidos.

### Recursos sobre el tratamiento complementario

Puede encontrar más información sobre el tratamiento complementario en NCCN.org/patientguidelines y en la aplicación NCCN Patient Guides for Cancer.

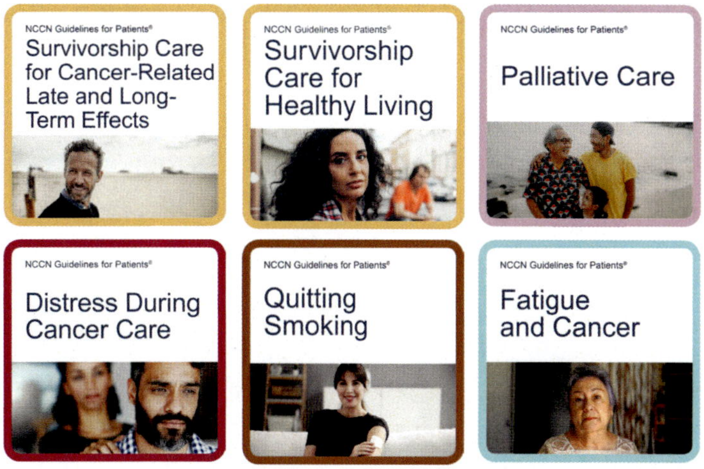

Un nutricionista matriculado que sea experto en nutrición y alimentos puede ayudar. Hable con su equipo de atención médica si tiene problemas para comer o mantener el peso.

## Linfedema

El linfedema es una afección en la que se acumula líquido linfático en los tejidos y causa hinchazón. Puede producirse cuando parte del sistema linfático está dañado o bloqueado, por ejemplo, durante la cirugía para extirpar los ganglios linfáticos o por la radioterapia. Los cánceres que bloquean los vasos linfáticos también pueden provocar linfedema. La hinchazón en general aparece lentamente con el tiempo. Puede aparecer durante el tratamiento o puede comenzar años después de él. Si presenta linfedema, es posible que se ordene derivación a un experto en el tratamiento de linfedema. La inflamación se puede reducir mediante ejercicios, masajes, dispositivos de compresión y demás.

## Dolor

Informe a su equipo de atención médica si sufre dolores o molestias. Es posible que se reúna con un especialista en cuidados paliativos o con un especialista en dolor para controlar el dolor.

## Cuidados paliativos

Los cuidados paliativos son adecuados para todas las personas, independientemente de la edad, el estadio del cáncer o la necesidad de recibir otros tratamientos. Se enfoca en las necesidades físicas, emocionales, sociales y espirituales que afectan la calidad de vida.

## Calidad de vida

El cáncer y su tratamiento pueden afectar su bienestar general o calidad de vida (CdV). Para obtener más información sobre la calidad de vida, consulte *NCCN Guidelines for Patients: Cuidados paliativos* en NCCN.org/patientguidelines y en la aplicación NCCN Patient Guides for Cancer.

**Todos los tratamientos para el cáncer causan problemas de salud no deseados llamados efectos secundarios. Es importante que le informe a su equipo de atención médica sobre todos los efectos secundarios para que se puedan controlar.**

## Efectos secundarios

Todos los tratamientos para el cáncer causan problemas de salud no deseados llamados efectos secundarios. Los efectos secundarios dependen de muchos factores. Estos factores incluyen el tipo de medicamento y la dosis, la duración del tratamiento y la persona. Algunos efectos secundarios pueden ser simplemente desagradables. Otros pueden ser perjudiciales para la salud. El tratamiento puede causar efectos secundarios graves. Algunos son muy graves. Avise a su equipo de atención médica si tiene síntomas nuevos o si los síntomas se agravan.

## Supervivencia

Una persona es sobreviviente del cáncer desde el momento del diagnóstico hasta el final de su vida. Después del tratamiento, se controlará su salud para determinar los efectos secundarios del tratamiento y la reaparición del cáncer. Esto es parte de su plan de atención de supervivencia. Es importante que no falte a la atención de seguimiento y a las citas para los estudios de diagnóstico por imágenes. Busque una buena atención médica de rutina, incluidas visitas regulares al médico para atención preventiva y estudios de detección de cáncer.

El plan de atención de supervivencia personalizado incluye un resumen de los posibles efectos a largo plazo del tratamiento, llamados efectos tardíos, y enumera las pruebas de seguimiento. Consulte cómo coordinará su proveedor de atención primaria con los especialistas para su atención de seguimiento.

## Puntos clave

- La cirugía es el tratamiento principal o primario para el DCIS.
- El tratamiento del DCIS suele ser una combinación de cirugía y radioterapia, seguida de un tratamiento hormonal.
- Las opciones de cirugía incluyen una tumorectomía o una mastectomía. La tumorectomía también se denomina cirugía conservadora de la mama (BCS) o mastectomía parcial.
- El tratamiento sistémico actúa en todo el cuerpo. Incluye tratamiento hormonal. No se utiliza la quimioterapia para tratar el DCIS.
- El tratamiento complementario es atención médica que alivia los síntomas causados por el tratamiento y mejora la calidad de vida. Siempre se administra el tratamiento complementario.

## Preguntas para hacer

- ¿Cuál es su experiencia en el tratamiento del cáncer de mama?
- ¿Cuántas cirugías de cáncer de mama ha realizado?
- ¿Qué tratamientos recomienda y por qué?
- ¿Hay algún asistente social o alguien que pueda ayudarme a decidir sobre el tratamiento?
- ¿Quién coordinará mi atención?

# 4

# Opciones de cirugía

**El carcinoma ductal *in situ* (DCIS) se trata con cirugía. El objetivo del tratamiento es reducir el riesgo de que el cáncer evolucione a un cáncer de mama invasivo. Juntos, usted y su equipo de atención médica elegirán el plan de tratamiento que sea mejor para usted.**

## Descripción general

El carcinoma ductal *in situ* (DCIS) tiene tratamiento. La cirugía es una parte principal del tratamiento para el DCIS. Hable con su equipo de atención médica sobre qué espera del tratamiento. Sus preferencias sobre el tratamiento son importantes. Dé a conocer sus deseos en forma clara. Las opciones de tratamiento se encuentran en la **Guía 3**.

Hay dos tipos de tratamiento:

- El **tratamiento local** se centra únicamente en la mama y la axila. Incluye cirugía y radioterapia (RT).
- El **tratamiento sistémico** actúa en todo el cuerpo. Incluye tratamiento hormonal. No se utiliza la quimioterapia para tratar el DCIS.

El objetivo del tratamiento es evitar que el DCIS se extienda fuera del conducto hacia el tejido circundante. Cuando el cáncer se extiende al tejido circundante, se denomina cáncer de mama invasivo. El cáncer de mama invasivo es un cáncer que se diseminó desde los conductos lácteos o las glándulas secretoras de leche (lóbulos) hasta el tejido mamario o los ganglios linfáticos cercanos.

**Guía 3**
**Opciones de tratamiento**

| | |
|---|---|
| **Opción 1** | • Tumorectomía con radioterapia de toda la mama (WBRT).<br>• Tumorectomía con WBRT y refuerzo de radioterapia. |
| **Opción 2** | • Tumorectomía con radioterapia parcial acelerada de la mama (APBI) o radioterapia parcial de la mama (PBI). |
| **Opción 3** | • Tumorectomía solamente (no es una opción para la mayoría de las personas). |
| **Opción 4** | • Mastectomía total con biopsia de ganglio linfático centinela (SLNB).<br>• Cierre plano o reconstrucción después de una mastectomía. |

# Opciones de tumorectomía

La tumorectomía también se denomina cirugía conservadora de la mama (BCS). En algunos casos, se puede realizar radioterapia después de la cirugía. La linfadenectomía no se realiza con la tumorectomía. Es posible que le realicen más de una cirugía para asegurarse de que se extirpó todo el cáncer.

Una tumorectomía seguida de radioterapia es una opción para muchas personas con DCIS, pero no para todas. Esta no es una opción si está embarazada, tiene algún problema de salud o el cáncer se ha diseminado en todo el pecho. El margen quirúrgico debe estar libre de cáncer, lo que se denomina margen quirúrgico negativo (R0). Las opciones de tumorectomía se describen a continuación.

## Tumorectomía con radioterapia de toda la mama

La mayor parte de la mama se tratará con radiación en la radioterapia de toda la mama (WBRT). La radiación a toda la mama ayudará a prevenir la reaparición del cáncer. Por cada cáncer que reaparece, existe la misma probabilidad de volver a desarrollar un DCIS o un tipo de cáncer invasivo. Se utilizan muchos factores para determinar el riesgo de recurrencia. Pregunte a su equipo de atención médica si el riesgo de que el cáncer reaparezca es bajo o alto. Si es alto, es posible que reciba una radioterapia adicional llamada "refuerzo".

## Tumorectomía con radioterapia parcial de la mama

Cuando la radioterapia (RT) se administra solo en la zona de la tumorectomía, se denomina irradiación parcial de la mama (PBI). Es una opción en algunos casos. Debe tener un riesgo muy bajo de que el cáncer reaparezca. Los márgenes quirúrgicos deben estar libres de cáncer. Se considerarán el tamaño, el grado y otras características del tumor. La radioterapia parcial acelerada de la mama (APBI) es radiación administrada durante un período de tiempo más corto.

## Tumorectomía solamente

El tratamiento con tumorectomía solamente (sin radioterapia) es una opción para un grupo reducido de personas. Debe tener un riesgo bajo de que el cáncer reaparezca. Los márgenes quirúrgicos deben estar libres de cáncer. Se considerarán el tamaño, el grado y otras características del tumor.

# Opción de mastectomía

Una mastectomía total o mastectomía simple es una cirugía en la que se extirpa toda la mama. No se extirpa el músculo torácico. Una mastectomía con preservación de la piel extirpa la mama, pero no toda la piel. La mastectomía conservadora de pezones también preserva el complejo areola-pezón (NAC) y la piel. No todas las personas son candidatas a una mastectomía conservadora de pezones. Puede elegir entre un cierre plano o una reconstrucción mamaria luego de la mastectomía.

Hay muchas razones por las que una mastectomía total puede ser la mejor opción para usted.

- El cáncer puede encontrarse en el margen quirúrgico.
- El tumor puede ser grande, demasiado grande o estar muy extendido.
- Puede tener riesgo de desarrollar un segundo cáncer.
- Puede tener un problema de salud.
- Es posible que usted prefiera una mastectomía.
- Es posible que no pueda recibir radioterapia en la zona de la mama.

## Mastectomía total con biopsia de ganglio linfático centinela

La biopsia de ganglio linfático centinela (SLNB) se realiza al momento de la mastectomía. Los ganglios linfáticos centinela son los primeros ganglios linfáticos a los que es probable que las células cancerosas se hayan extendido desde el tumor principal. Mediante una SLNB se encuentran y extirpan algunos de estos ganglios. Luego, se analizan los ganglios para detectar la presencia de cáncer. Una vez extirpada la mama, no se puede realizar una SLNB. En su lugar, habría que extirpar muchos ganglios linfáticos para comprobar si hay cáncer. Esto se debe a que una mastectomía cambia permanentemente el flujo y el drenaje linfático. Por lo tanto, se hará una SLNB en el momento de la mastectomía, en caso de que hubiera una pequeña zona de cáncer invasivo en la mama.

**Cualquier persona puede padecer cáncer de mama, incluso las personas de sexo biológico masculino. Aunque existen algunas diferencias entre las personas de sexo biológico masculino y las de sexo biológico femenino, el tratamiento es muy similar para todos los géneros.**

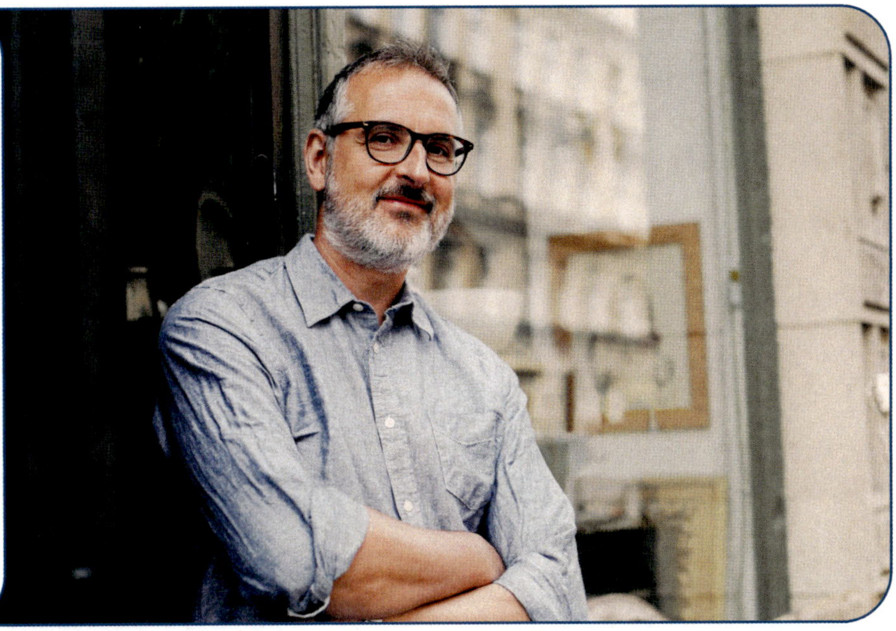

# Tratamiento hormonal luego de una tumorectomía

Generalmente, se recomienda un tratamiento hormonal luego de una tumorectomía para los tipos de cáncer que son receptores de estrógeno positivo (ER+). Esto es para reducir el riesgo de reaparición del cáncer. Para obtener información sobre el tratamiento después de la cirugía conservadora de la mama, **consulte la Guía 4**.

## Tratamiento hormonal

El tratamiento hormonal incluye terapias para detener el crecimiento del cáncer provocado por las hormonas. Se llama también hormonoterapia. No es lo mismo que el tratamiento de reemplazo hormonal (TRH).

El tratamiento hormonal puede administrarse para ayudar a reducir el riesgo de tener un segundo cáncer de mama en aquellas personas que fueron tratadas con:

- Cirugía conservadora de la mama (tumorectomía) con radioterapia (RT)
- Tumorectomía solamente
- Mastectomía en un lado

Existe más de un tipo de tratamiento hormonal. El tipo que indica su equipo de atención médica se basa, en parte, en si se tiene menstruación.

- Quienes todavía tienen períodos menstruales, están en etapa de la premenopausia. El tamoxifeno es una opción.
- Quienes no han tenido períodos menstruales durante más de 12 meses, están en la etapa de la menopausia. Las opciones son el tamoxifeno o un inhibidor de la aromatasa (AI).

Durante el tratamiento hormonal, es importante realizar consultas de seguimiento con su equipo de atención médica y acudir al dentista con regularidad de manera preventiva. Informe a su dentista si está tomando alguno de estos medicamentos. Informe a su equipo de atención médica sobre cualquier intervención dental prevista.

Se pueden indicar medicamentos para prevenir la pérdida ósea y las fracturas durante el tratamiento

**Guía 4**
**Tratamiento después de la cirugía conservadora de la mama (tumorectomía)**

Considerar el tratamiento hormonal durante 5 años para aquellas personas con DCIS con receptor de estrógeno positivo (ER+) si fue tratado con:

- Cirugía conservadora de la mama (tumorectomía) y radioterapia (RT).
- Tumorectomía solamente.
- Mastectomía en un lado.

Opciones de tratamiento hormonal:

- Tamoxifeno para quienes se encuentran cursando la premenopausia.
- Tamoxifeno o un inhibidor de la aromatasa (AI) para la etapa de la posmenopausia.

hormonal. Podría recomendarse un suplemento de calcio y vitamina D, pero hable antes con su equipo de atención médica.

## Atención de seguimiento

Después del tratamiento, recibirá atención de seguimiento. Es importante que no falte a las consultas de seguimiento y a las citas para los estudios de diagnóstico por imágenes. Contacte a su médico si tiene síntomas nuevos o si se ha agravado alguno de los síntomas que presentaba.

### Antecedentes médicos y examen físico

Una actualización de los antecedentes médicos y un examen físico forman parte de la atención de seguimiento. Ambos deben realizarse cada 6 a 12 meses durante 5 años. Luego, una vez al año después de 5 años de resultados normales.

### Mamografía

Se debe realizar una mamografía cada 12 meses después del tratamiento conservador de la mama. Si le han extirpado ambas mamas para reducir el riesgo de cáncer, las mamografías no son necesarias. La primera mamografía puede hacerse a los 6 meses de completar la radioterapia o del tratamiento conservador de la mama.

### Reducir el riesgo

Puede tomar medidas para reducir las probabilidades de padecer cáncer de mama en el futuro. Los cambios en su estilo de vida incluyen llevar una dieta principalmente vegetariana, hacer ejercicio, limitar el alcohol y dejar de fumar. Su equipo de atención médica puede ofrecerle información y apoyo sobre cómo disminuir su riesgo.

**"Defienda sus intereses. Converse con alguien que haya pasado por lo mismo que usted. Haga muchas preguntas, incluso las que tenga miedo de hacer. Tiene que protegerse y cerciorarse de tomar las mejores decisiones y recibir la mejor atención para su caso en particular".**

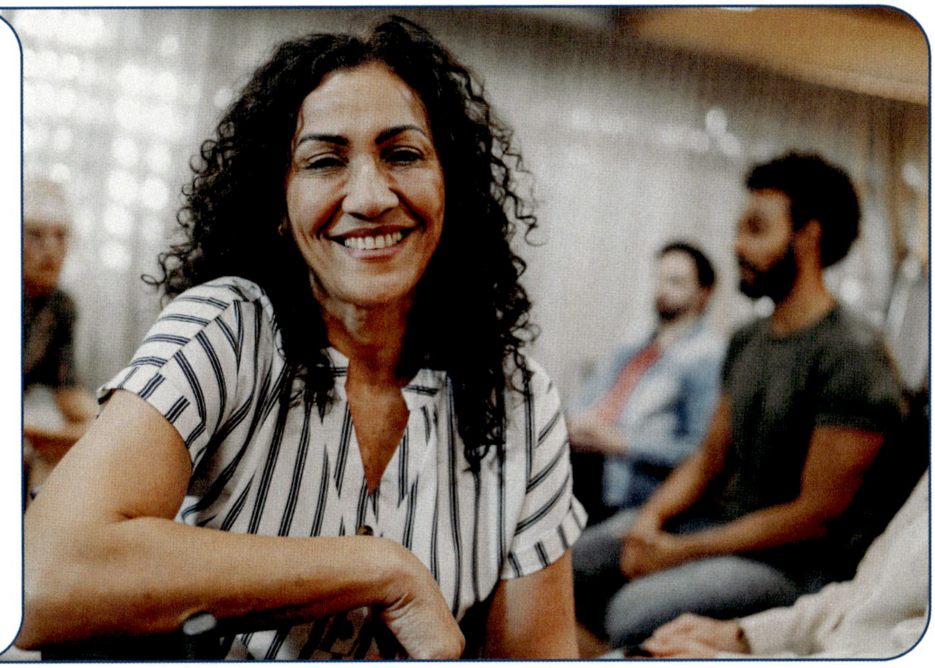

## Puntos clave

- El carcinoma ductal *in situ* (DCIS) tiene tratamiento. El objetivo del tratamiento es reducir el riesgo de que el DCIS evolucione a un cáncer de mama invasivo.
- El tratamiento para el DCIS comienza con la cirugía.
- La cirugía puede consistir en una tumorectomía o una mastectomía. Lo más habitual es una tumorectomía seguida de radioterapia.
- Generalmente, se recomienda un tratamiento hormonal luego de una tumorectomía para los tipos de cáncer que son receptores de estrógeno positivo (ER+).
- Los cambios en el estilo de vida, el tratamiento hormonal y la cirugía ayudan a reducir el riesgo de un futuro cáncer de mama.
- Una atención de seguimiento incluye un examen físico y mamografía.

## Preguntas para hacer

- ¿Qué tipo de cirugía me recomienda? ¿Por qué?
- ¿Qué se hará para controlar el dolor después de la cirugía?
- ¿Cuánto tiempo tomará recuperarme de la cirugía?
- Si tengo dudas o noto cambios en mi afección, ¿a quién debo llamar?
- ¿Recibiré tratamiento hormonal?

# 5

# La mama después de la cirugía

**El aspecto de su mama después de la cirugía dependerá del tipo de cirugía, la cantidad de tejido extirpado y otros factores como el tipo de cuerpo, la edad y el tamaño y la forma de la zona antes de la cirugía. Puede considerar hablar con un cirujano plástico antes de la cirugía. Este capítulo brinda más información sobre el cierre plano y la reconstrucción mamaria.**

El tiempo de recuperación de cada procedimiento es diferente. Esto puede afectar su capacidad de volver a trabajar o participar de actividades. Puede considerar hablar con un cirujano plástico antes de la cirugía para discutir sus opciones y qué cabe esperar en cada caso. Un cirujano plástico realiza reducciones oncoplásticas (cirugía del cáncer de mama), procedimientos de compensación y reconstrucción mamaria.

## Desplazamiento de volumen

Después de una tumorectomía, a la mayoría de las personas les queda una cicatriz con cierta pérdida de volumen. Sin embargo, si necesita una tumorectomía importante y su cirujano cree que luego la mama tendrá un aspecto más anormal, es posible que se le pueda dar una nueva forma al pecho en el momento de la cirugía. Este procedimiento se llama desplazamiento de volumen u oncoplastia. Solo una cantidad limitada de centros oncológicos realizan este procedimiento. A menudo, lo realiza el cirujano oncológico o un cirujano plástico inmediatamente después de la tumorectomía. El cirujano desplazará el tejido mamario restante para llenar el espacio que quedó después de extirpar el tumor.

Si tiene previsto hacer un desplazamiento de volumen, se deberá extirpar una sección más grande de la mama. A pesar de que se retira una sección más grande, se mantendrá el aspecto natural de su mama. Sin embargo, al extirparse grandes cantidades de tejido, es posible que sus mamas queden más pequeñas que antes.

Es posible que no le gusten los resultados del desplazamiento de volumen. En este caso, la cirugía de revisión mamaria puede ayudar. Esta cirugía está a cargo de un cirujano plástico. También es posible hacer un nuevo desplazamiento de volumen. Otra opción consiste en ponerse implantes mamarios o una mastectomía con reconstrucción.

## Cierre plano

En una mastectomía total con cierre plano, se extirpa toda la mama, incluido el pezón, la piel sobrante, la grasa y otros tejidos de la zona mamaria. El resto de la piel se tensa y se sutura. No se forma ningún montículo mamario ni se agrega ningún implante. La cicatriz se verá levemente elevada y tendrá un color diferente al de la piel circundante. El cierre plano no es completamente plano o liso. El resultado varía en cada persona. Pida que le muestren fotos de los cierres planos para saber qué esperar.

# Reconstrucción mamaria

La reconstrucción mamaria es una cirugía para reconstruir la forma y el aspecto de la mama después de una mastectomía. En muchos casos, la reconstrucción mamaria implica un abordaje por etapas. Es posible que requiera más de un procedimiento.

Es posible que pueda elegir cuándo se realiza la reconstrucción mamaria. La reconstrucción inmediata se termina en cuestión de horas después de la extirpación de la mama. La reconstrucción tardía puede producirse meses o años después de la cirugía del cáncer. La reconstrucción también puede hacerse por etapas: una parte de la reconstrucción en el momento de la cirugía original del cáncer y la parte final en otra cirugía en un momento posterior. Un cirujano plástico realiza la reconstrucción mamaria.

Las mamas se pueden reconstruir con implantes y colgajos. Todos los métodos son generalmente seguros, pero como con cualquier cirugía, hay riesgos. Pida la lista completa de efectos secundarios a su equipo de atención médica.

## Implantes

Los implantes mamarios son pequeñas bolsas llenas de agua salada, gel de silicona o ambos. Se colocan debajo de la piel o del músculo de la mama para que luzcan como una nueva mama luego de una mastectomía. Se puede usar primero un dispositivo similar a un globo, llamado expansor, para estirar el tejido. Se colocará debajo de la piel o del músculo y se agrandará cada pocas semanas durante dos o tres meses. Cuando la piel se haya estirado hasta alcanzar el tamaño adecuado, se realiza una cirugía para colocar el implante definitivo.

Los implantes tienen un pequeño riesgo de fugas o de causar otros problemas. Es posible que sienta dolor por el implante o expansor. Puede aparecer tejido cicatricial o tejido muerto.

## Colgajos

Las mamas se pueden reconstruir con piel de otra parte del cuerpo, conocido como colgajos. Estos colgajos se toman del área del abdomen, las nalgas, el muslo o de debajo del omóplato. Algunos colgajos se retiran por completo y luego se cosen en su lugar. Otros colgajos se mantienen unidos a su cuerpo, pero se deslizan y se suturan en su lugar.

Existen varios riesgos asociados con los colgajos, incluso la muerte de la grasa en el colgajo, lo que puede causar bultos. Se puede producir una hernia como resultado de la debilidad muscular. Es más probable que se produzcan problemas entre quienes tienen diabetes o fuman.

## Implantes y colgajos

Algunas mamas se reconstruyen con implantes y colgajos. Este método puede darle a la mama reconstruida más volumen para que coincida con la otra mama. Para la reconstrucción, es posible que necesite una cirugía en la otra mama para igualar el tamaño y la forma de las dos mamas.

## Reemplazo de pezón

Al igual que el pecho, el pezón puede rehacerse. Para reconstruir un pezón, el cirujano plástico puede usar los tejidos circundantes. Además, los pezones pueden reconstruirse con tejido del muslo o del otro pezón. El tejido se puede oscurecer con un tatuaje para que se parezca más a un pezón. Es importante tener en cuenta que, aunque se puede reconstruir la apariencia de un pezón, no tendrá la misma sensación que el pezón real. Además, se puede hacer un tatuaje para que parezca un pezón sin tener que tomar tejido de otra parte del cuerpo.

## Puntos que deben tenerse en cuenta

Algunos puntos que debe tener en cuenta cuando se decide por un cierre plano o una reconstrucción después de una mastectomía:

- **Su deseo:** es posible que, tras conocer las opciones, tenga un marcado impulso hacia el cierre plano o una forma de reconstrucción. La reconstrucción mamaria debe ser una decisión compartida entre usted y su equipo de atención médica. Dé a conocer sus deseos en forma clara.
- **Problemas de salud:** puede tener problemas de salud, como diabetes o un trastorno sanguíneo, que podrían afectar o demorar la curación, o hacer que los procedimientos más prolongados no sean seguros.
- **Consumo de tabaco:** fumar demora la cicatrización de la herida y puede provocar muerte del colgajo de la mastectomía (necrosis), necrosis del complejo areola-pezón (NAC) en una mastectomía con preservación del pezón, infección y fracaso de la reconstrucción con implantes. En la reconstrucción con colgajo libre, fumar aumenta el riesgo de complicaciones. Se le recomienda que deje de fumar antes de la reconstrucción.
- **Tamaño y forma de las mamas:** los tamaños disponibles de los implantes mamarios son limitados. Las mamas muy grandes o las que carecen de tono o están caídas (llamado ptosis) pueden ser difíciles de igualar. Podría ser una opción reducir el tamaño de las mamas.
- **Índice de masa corporal (IMC):** las personas con un IMC elevado tienen un mayor riesgo de infecciones y complicaciones en la reconstrucción mamaria.

### Si fuma o vapea, pida ayuda para dejar de hacerlo

Fumar o vapear nicotina aumenta mucho sus posibilidades de sufrir efectos secundarios durante y después de la cirugía. Fumar y vapear pueden limitar los efectos del tratamiento e impiden la cicatrización de la herida. También aumenta las posibilidades de padecer otros cánceres. El consumo de cannabis también podría afectar la cantidad de anestesia que se utiliza durante la cirugía.

La nicotina es la sustancia química que se encuentra en el tabaco y que hace que quiera seguir fumando y vapeando. La abstinencia de la nicotina es un reto para la mayoría de las personas que fuman o vapean. El estrés de tener cáncer puede dificultar aún más el dejar de fumar. Si fuma o vapea, pregunte a su equipo de atención médica sobre asistencia psicológica y medicamentos para que pueda dejar de fumar.

Puede encontrar más información en *NCCN Guidelines for Patients: Dejar de fumar* en NCCN.org/patientguidelines y en la aplicación NCCN Patient Guides for Cancer.

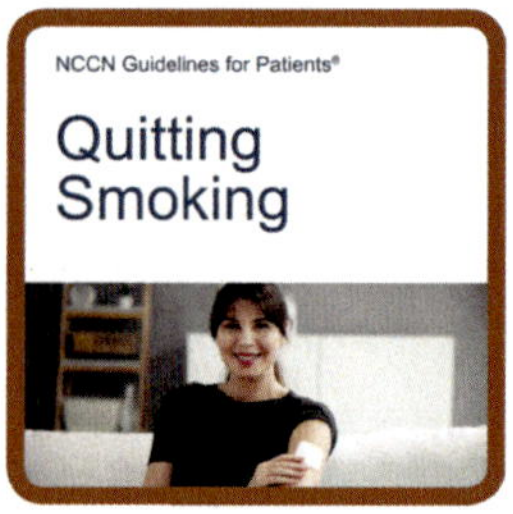


Para obtener ayuda en línea, consulte estos sitios web:

- SmokeFree.gov
- CDC.gov/tobacco

## Puntos clave

- El desplazamiento de volumen es un desplazamiento del tejido mamario para llenar el espacio que quedó después de una tumorectomía.
- Después de una mastectomía, se realiza un cierre plano. La piel se tensa y se sutura sin agregar un implante mamario.
- La reconstrucción mamaria es una cirugía para reconstruir la forma y el aspecto de la mama.
- Las mamas que se extirpan por completo en una mastectomía pueden reconstruirse con implantes mamarios, colgajos o ambos.
- Los pezones extraídos pueden reconstruirse con tejido corporal y/o tatuarse.

## Preguntas para hacer

- ¿Cómo se verá mi mama después de la cirugía?
- ¿Cuántas cirugías o reconstrucciones mamarias ha realizado?
- ¿Cuánto tardaré en recuperarme de la cirugía y qué debo esperar?
- ¿Cuánto dolor tendré y qué me indicará para controlar el dolor?
- ¿Qué opciones hay si no me gusta el aspecto de mi mama después de la cirugía?

# 6

# Otros recursos

**¿Quiere saber más? Aquí le explicamos cómo obtener ayuda adicional.**

## Qué más hay que saber

Este libro puede ayudarle a mejorar su atención oncológica. En él, se explican con claridad las recomendaciones de los expertos y se sugieren preguntas que puede hacerle a su equipo de atención médica. Pero no es el único recurso que tiene.

Puede recibir tanta información y ayuda como necesite. A muchas personas les interesa saber más sobre los siguientes temas:

- Los detalles del tratamiento.
- Formar parte de un equipo de atención médica.
- Obtener ayuda económica.
- Encontrar un oncólogo experto en cáncer de mama.
- Cómo afrontar los efectos secundarios.

## Qué más hacer

Su centro de salud puede ayudar con los próximos pasos. Suelen disponer de recursos *in situ* para ayudar a satisfacer sus necesidades y encontrar respuestas a sus preguntas. Los centros de salud también pueden informarle de los recursos existentes en su comunidad.

Además de la ayuda de sus profesionales de atención médica, los recursos enumerados en la siguiente sección proporcionan apoyo a muchas personas como usted. Consulte la lista y visite los sitios web que se indican para obtener más información sobre estas organizaciones.

## Dónde obtener ayuda

**Bone Marrow y Cancer Foundation**
bonemarrow.org

**Breast Cancer Alliance**
Breastcanceralliance.org

**Breastcancer.org**
Breastcancer.org

**CanCare, Inc.**
Cancare.org

**Cancer*Care***
Cancercare.org

**Cancer Hope Network**
cancerhopenetwork.org

**Cancer Survivor Care**
Cancersurvivorcare.org

**DiepC Foundation**
diepcfoundation.org

**FORCE: Facing Our Risk of Cancer Empowered**
facingourrisk.org

**GPAC: Global Patient Advocacy Coalition**
GPACunited.org

**HIS Breast Cancer Awareness**
Hisbreastcancer.org

**Imerman Angels**
Imermanangels.org

**Inflammatory Breast Cancer Research Foundation**
ibcresearch.org

**Lobular Breast Cancer Alliance**
lobularbreastcancer.org

**MedlinePlus**
medlineplus.gov

**National Cancer Institute (NCI)**
cancer.gov/types/breast

**National Coalition for Cancer Survivorship**
canceradvocacy.org

**Sharsheret**
sharsheret.org

**Triage Cancer**
triagecancer.org

**Unite for HER**
uniteforher.org

**Young Survival Coalition (YSC)**
Youngsurvival.org

## Preguntas sobre los recursos y apoyo

- ¿Con quién debo hablar sobre vivienda, preparación de comidas y otras necesidades básicas?
- ¿Qué ayudas existen para el transporte, el cuidado de los niños y la atención domiciliaria?
- ¿Qué otros servicios están a mi disposición y a la de mis cuidadores?
- ¿Cómo me conecto con los demás para crear un sistema de apoyo?
- ¿Con quién puedo hablar si no me siento seguro en mi casa, el trabajo o mi barrio?

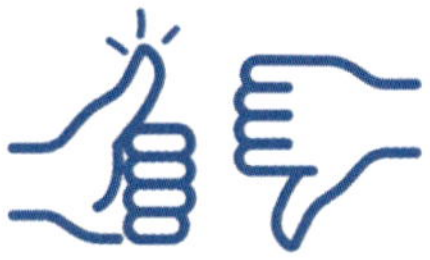

**¡Cuéntenos qué opina!**

**Tómese un momento para completar una encuesta en línea sobre NCCN Guidelines for Patients.**
**NCCN.org/patients/response**

# Palabras que debe conocer

**anatomopatólogo**
Médico experto en el análisis de células y tejidos para detectar enfermedades.

**antiestrógenos**
Medicamento que impide la unión del estrógeno a las células.

**areola**
Área más oscura y circular de la piel que se encuentra alrededor del pezón en la mama.

**asesoramiento genético**
Orientación de expertos sobre la posibilidad de que una enfermedad se transmita de padres a hijos.

**aspiración con aguja fina (AAF)**
Procedimiento que extrae muestras de tejido con una aguja muy fina.

**biopsia**
Procedimiento mediante el cual se toman muestras de fluidos o tejidos para analizarlas y detectar una enfermedad.

**biopsia de ganglio linfático centinela (SLNB)**
Operación en la que se extirpan las estructuras que combaten las enfermedades (ganglios linfáticos) a las que el cáncer se extiende en primer lugar. También llamada disección del ganglio linfático centinela.

**biopsia por punción con aguja gruesa**
Un procedimiento que extrae muestras de tejido con una aguja hueca. También llamada biopsia con aguja gruesa.

**cáncer con receptores de hormonas negativos (HR-)**
Células cancerosas que no utilizan hormonas para desarrollarse.

**cáncer con receptores de hormonas positivos (RH+)**
Células cancerosas que utilizan hormonas para desarrollarse.

**cáncer de mama hereditario**
Cáncer de mama probablemente provocado por genes anormales transmitidos de padres a hijos.

**cáncer de mama invasivo**
Crecimiento del cáncer de mama en el tejido estructural de las mamas (estroma).

**características histológicas**
Estructura de las células, los tejidos y los órganos observada a través del microscopio.

**carcinoma**
Cáncer de las células que recubren las superficies internas o externas del cuerpo.

**cierre plano**
Procedimiento que se realiza después de una mastectomía en el que la piel se tensa y se sutura sin agregar un implante mamario.

**complejo areola-pezón (NAC)**
El aro de piel más oscura de la mama se llama areola. La punta elevada dentro de la areola se llama pezón.

**conducto**
Estructura en forma de tubo a través de la cual la leche se desplaza hasta el pezón.

**degradador selectivo de receptores de estrógeno (SERD)**
Medicamento que bloquea y destruye los receptores de estrógeno.

**efecto secundario**
Respuesta física o emocional insalubre o desagradable frente al tratamiento.

**ensayo clínico**
Tipo de investigación que evalúa pruebas o tratamientos de salud.

**especialista en fertilidad**
Experto que ayuda a las personas a tener bebés.

**estadificación anatomopatológica (p)**
Clasificación de la extensión del cáncer según los estudios del tejido extirpado durante la cirugía.

**estadio clínico (c)**
Clasificación de la extensión del cáncer antes de iniciar el tratamiento.

**estadio del cáncer**
Clasificación del pronóstico del cáncer en función de su crecimiento y extensión.

**estrógeno**
Hormona que cumple una función en el desarrollo de la mama.

**examen clínico de las mamas (ECM)**
Palpación de las mamas por un experto de la salud para detectar enfermedades.

**ganglio linfático**
Pequeña estructura en forma de frijol que combate las enfermedades.

**ganglio linfático axilar (ALN)**
Pequeña estructura que combate las enfermedades, cerca de la axila.

**ganglio linfático centinela (SLN)**
Primer ganglio linfático al que se extienden las células cancerosas después de dejar un tumor.

**hormona**
Sustancia química del cuerpo que desencadena una respuesta de las células o los órganos.

**hormona liberadora de la hormona luteinizante (LHRH)**
Hormona en el cerebro que ayuda a controlar la producción de estrógeno de los ovarios.

**implante mamario**
Pequeña bolsa llena de agua salada, gel o ambos que se usa para reconstruir las mamas.

**inhibidor de la aromatasa (AI)**
Medicamento que reduce el nivel de estrógeno en el cuerpo.

**inmunohistoquímica (IHQ)**
Estudio de laboratorio de las células cancerosas para descubrir trazas específicas de células involucradas en el crecimiento celular anormal.

**linfa**
Líquido transparente que contiene glóbulos blancos.

**linfedema**
Hinchazón en el cuerpo causada por una acumulación de líquido llamado linfa.

**lóbulo**
Glándula en la mama que produce leche materna.

**mamografía**
Imagen radiográfica que se hace para obtener imágenes del interior de la mama.

**mamografía de diagnóstico bilateral**
Imágenes del interior de ambas mamas que se hacen a partir de una serie de rayos X.

**mamografía de diagnóstico bilateral**
Imágenes del interior de ambas mamas que se hacen a partir de una serie de rayos X.

**mastectomía**
Operación en la que se extirpa toda la mama.

**mastectomía radical**
Operación en la que se extirpa toda la mama, los ganglios linfáticos de la axila y los músculos de la pared torácica que se encuentran debajo de la mama.

**mastectomía radical modificada**
Operación en la que se extirpa toda la mama y los ganglios linfáticos de la axila.

**mastectomía total**
Operación mediante la cual se extirpa toda la mama con un cierre plano. También llamada mastectomía simple.

**medio de contraste**
Sustancia que se coloca en el cuerpo para que las imágenes que se toman en los estudios de diagnóstico por imágenes sean más claras.

**menopausia**
12 meses después del último período menstrual.

**modulador selectivo del receptor de estrógeno (SERM)**
Medicamento que bloquea el efecto del estrógeno dentro de las células.

**ooforectomía bilateral**
Operación en la que se extirpan ambos ovarios.

**pared torácica**
Revestimiento de músculo, hueso y grasa que protege los órganos vitales.

**posmenopausia**
Estado de no tener más períodos menstruales.

**premenopausia**
Estado de tener períodos menstruales.

**progesterona (PR)**
Hormona que participa en el desarrollo sexual, los períodos menstruales y el embarazo.

**pronóstico**
Evolución o resultado probables de una enfermedad de acuerdo con las pruebas.

**radioterapia (RT)**
Tratamiento que utiliza rayos de alta energía. También se la llama radioterapia.

**receptor 2 del factor de crecimiento epidérmico humano (HER2)**
Proteína que se encuentra en la superficie de una célula y envía señales para que crezca la célula.

**receptor de estrógeno (ER)**
Proteína dentro de las células que se une con el estrógeno.

**receptor de estrógeno negativo (ER-)**
Tipo de cáncer de mama que no usa estrógeno para crecer.

**receptor de estrógeno positivo (ER+)**
Tipo de cáncer de mama que usa estrógeno para crecer.

**reconstrucción mamaria**
Operación en la que se crean nuevas mamas.

**resonancia magnética (RM)**
Estudio que usa ondas sonoras e imanes potentes para tomar fotografías del interior del cuerpo.

**sistema linfático**
Red de tejidos y órganos que combaten los gérmenes y que incluye la médula ósea, el bazo, el timo, los ganglios linfáticos y los vasos linfáticos. Parte del sistema inmunitario.

**tratamiento complementario**
Atención médica que incluye el alivio de los síntomas, pero no el tratamiento del cáncer. También llamado cuidados paliativos o mejor tratamiento complementario.

**tratamiento hormonal**
Un tratamiento del cáncer que detiene la fabricación o la acción de los estrógenos. También se lo llama hormonoterapia.

# Colaboradores de NCCN

Esta guía para pacientes se basa en NCCN Clinical Practice Guidelines in Oncology (NCCN Guidelines®) para la detección del cáncer de mama, versión 1.2025. Fue adaptada, revisada y publicada con la colaboración de las siguientes personas:

Dorothy A. Shead, máster en Ciencias
*Directora ejecutiva de Operaciones de Información para Pacientes*

Tanya Fischer, máster en Educación, máster en Ciencia de Librería e Información
*Redactora médica sénior*

Susan Kidney
*Especialista ejecutiva en Diseño Gráfico*

El desarrollo de la NCCN Clinical Practice Guidelines in Oncology (NCCN Guidelines®) para cáncer de mama, versión 1.2025, estuvo a cargo de los siguientes miembros del panel de NCCN:

Dr. William J. Gradishar, presidente
*Robert H. Lurie Comprehensive Cancer Center of Northwestern University*

Dra. Meena S. Moran, vicepresidenta
*Yale Cancer Center/Smilow Cancer Hospital*

Dr. Jame Abraham
*Case Comprehensive Cancer Center/ University Hospitals Seidman Cancer Center and Cleveland Clinic Taussig Cancer Institute*

Dra. Vandana Abramson
*Vanderbilt-Ingram Cancer Center*

* Dra. Rebecca Aft, doctora en Medicina
*Siteman Cancer Center, Barnes-Jewish Hospital and Washington University School of Medicine*

* Dra. Doreen Agnese
*The Ohio State University Comprehensive Cancer Center - James Cancer Hospital and Solove Research Institute*

Dra. Kimberly H. Allison
*Stanford Cancer Institute*

Dra. Bethany Anderson
*University of Wisconsin Carbone Cancer Center*

Dra. Janet Bailey
*University of Michigan Rogel Cancer Center*

Dr. Harold J. Burstein, doctor en Medicina
*Dana-Farber/Brigham and Women's Cancer Center*

Dra. Nan Chen
*The UChicago Medicine Comprehensive Cancer Center*

Dra. Helen Chew
*UC Davis Comprehensive Cancer Center*

Dra. Chau Dang
*Memorial Sloan Kettering Cancer Center*

Dr. Anthony D. Elias
*University of Colorado Cancer Center*

Dra. Sharon H. Giordano, máster en salud pública
*The University of Texas MD Anderson Cancer Center*

Dr. Matthew P. Goetz
*Mayo Clinic Comprehensive Cancer Center*

Dra. Rachel C. Jankowitz
*Abramson Cancer Center, University of Pennsylvania*

Dra. Sara H. Javid
*Fred Hutchinson Cancer Center*

Dr. Jairam Krishnamurthy
*Fred & Pamela Buffet Cancer Center*

Dra. A. Marilyn Leitch
*UT Southwestern Simmons Comprehensive Cancer Center*

Dra. Janice Lyons
*Case Comprehensive Cancer Center/ University Hospitals Seidman Cancer Center and Cleveland Clinic Taussig Cancer Institute*

Dra. Susie McCloskey, máster en Ciencias en Ciencias de la Salud
*UCLA Jonsson Comprehensive Cancer Center*

Dra. Melissa McShane
*Fox Chase Cancer Center*

Dra. Joanne Mortimer
*City of Hope National Medical Center*

Dr. Sameer A. Patel
*Fox Chase Cancer Center*

Dra. Laura H. Rosenberger, máster en Ciencias
*Duke Cancer Institute*

Dra. Hope S. Rugo
*UCSF Helen Diller Family Comprehensive Cancer Center*

Dr. Cesar Santa-Maria, máster en Ciencias de la Investigación
*Johns Hopkins Kimmel Cancer Center*

Dr. Bryan Schneider
*Indiana University Melvin and Bren Simon Comprehensive Cancer Center*

* Dra. en Jurisprudencia Mary Lou Smith, máster en Dirección de Empresas
*Research Advocacy Network*

Dr. Hatem Soliman
*Moffitt Cancer Center*

Dra. Erica M. Stringer-Reasor
*O'Neal Comprehensive Cancer Center, UAB*

Dra. Melinda L. Telli
*Stanford Cancer Institute*

Dra. Mei Wei
*Huntsman Cancer Institute, University of Utah*

Dra. Kari B. Wisinski
*University of Wisconsin Carbone Cancer Center*

Dra. Kay Yeung
*UC San Diego Moores Cancer Center*

Dra. Jessica S. Young
*Roswell Park Comprehensive Cancer Center*

## NCCN

Rashmi Kumar, doctor en Medicina
*Directora ejecutiva de Contenidos Clínicos*

Ryan Schonfeld, licenciado en Economía
*Coordinadora de las Guías*

* Revisaron esta guía para pacientes. Para divulgaciones, visite NCCN.org/disclosures.

# Centros oncológicos de NCCN

Abramson Cancer Center,
University of Pennsylvania
*Filadelfia, Pensilvania*
*+1 800.789.7366* • *pennmedicine.org/cancer*

Case Comprehensive Cancer Center/
University Hospitals Seidman Cancer Center and
Cleveland Clinic Taussig Cancer Institute
*Cleveland, Ohio*
*UH Seidman Cancer Center*
*+1 800.641.2422* • *uhhospitals.org/services/cancer-services*
*CC Taussig Cancer Institute*
*+1 866.223.8100* • *my.clevelandclinic.org/departments/cancer*
*Case CCC*
*+1 216.844.8797* • *case.edu/cancer*

City of Hope National Medical Center
*Duarte, California*
*+1 800.826.4673* • *cityofhope.org*

Dana-Farber/Brigham and Women's Cancer Center |
Mass General Cancer Center
*Boston, Massachusetts*
*+1 877.442.3324* • *youhaveus.org*
*+1 617.726.5130* • *massgeneral.org/cancer-center*

Duke Cancer Institute
*Durham, Carolina del Norte*
*+1 888.275.3853* • *dukecancerinstitute.org*

Fox Chase Cancer Center
*Filadelfia, Pensilvania*
*+1 888.369.2427* • *foxchase.org*

Fred & Pamela Buffett Cancer Center
*Omaha, Nebraska*
*+1 402.559.5600* • *unmc.edu/cancercenter*

Fred Hutchinson Cancer Center
*Seattle, Washington*
*+1 206.667.5000* • *fredhutch.org*

Huntsman Cancer Institute, University of Utah
*Salt Lake City, Utah*
*+1 800.824.2073* • *healthcare.utah.edu/huntsmancancerinstitute*

Indiana University Melvin and Bren Simon
Comprehensive Cancer Center
*Indianápolis, Indiana*
*+1 888.600.4822* • *www.cancer.iu.edu*

Johns Hopkins Kimmel Cancer Center
*Baltimore, Maryland*
*+1 410.955.8964*
*www.hopkinskimmelcancercenter.org*

Mayo Clinic Comprehensive Cancer Center
*Phoenix/Scottsdale, Arizona*
*Jacksonville, Florida*
*Rochester, Minnesota*
*+1 480.301.8000* • *Arizona*
*+1 904.953.0853* • *Florida*
*+1 507.538.3270* • *Minnesota*
*mayoclinic.org/cancercenter*

Memorial Sloan Kettering Cancer Center
*Nueva York, Nueva York*
*+1 800.525.2225* • *mskcc.org*

Moffitt Cancer Center
*Tampa, Florida*
*+1 888.663.3488* • *moffitt.org*

O'Neal Comprehensive Cancer Center, UAB
*Birmingham, Alabama*
*+1 800.822.0933* • *uab.edu/onealcancercenter*

Robert H. Lurie Comprehensive Cancer
Center of Northwestern University
*Chicago, Illinois*
*+1 866.587.4322* • *cancer.northwestern.edu*

Roswell Park Comprehensive Cancer Center
*Búfalo, Nueva York*
*+1 877.275.7724* • *roswellpark.org*

Siteman Cancer Center, Barnes-Jewish Hospital
and Washington University School of Medicine
*San Luis, Misuri*
*+1 800.600.3606* • *siteman.wustl.edu*

St. Jude Children's Research Hospital/
The University of Tennessee Health Science Center
*Memphis, Tennessee*
*+1 866.278.5833* • *stjude.org*
*+1 901.448.5500* • *uthsc.edu*

Stanford Cancer Institute
*Stanford, California*
*+1 877.668.7535* • *cancer.stanford.edu*

The Ohio State University Comprehensive Cancer Center -
James Cancer Hospital and Solove Research Institute
*Columbus, Ohio*
*+1 800.293.5066* • *cancer.osu.edu*

The UChicago Medicine Comprehensive Cancer Center
*Chicago, Illinois*
*+1 773.702.1000* • *uchicagomedicine.org/cancer*

The University of Texas MD Anderson Cancer Center
*Houston, Texas*
*+1 844.269.5922* • *mdanderson.org*

UC Davis Comprehensive Cancer Center
*Sacramento, California*
*+1 916.734.5959 • +1 800.770.9261*
*health.ucdavis.edu/cancer*

UC San Diego Moores Cancer Center
*La Jolla, California*
*+1 858.822.6100 • cancer.ucsd.edu*

UCLA Jonsson Comprehensive Cancer Center
*Los Ángeles, California*
*+1 310.825.5268 • uclahealth.org/cancer*

UCSF Helen Diller Family
Comprehensive Cancer Center
*San Francisco, California*
*+1 800.689.8273 • cancer.ucsf.edu*

University of Colorado Cancer Center
*Aurora, Colorado*
*+1 720.848.0300 • coloradocancercenter.org*

University of Michigan Rogel Cancer Center
*Ann Arbor, Míchigan*
*+1 800.865.1125 • rogelcancercenter.org*

University of Wisconsin Carbone Cancer Center
*Madison, Wisconsin*
*+1 608.265.1700 • uwhealth.org/cancer*

UT Southwestern Simmons
Comprehensive Cancer Center
*Dallas, Texas*
*+1 214.648.3111 • utsouthwestern.edu/simmons*

Vanderbilt-Ingram Cancer Center
*Nashville, Tennessee*
*+1 877.936.8422 • vicc.org*

Yale Cancer Center/Smilow Cancer Hospital
*New Haven, Connecticut*
*+1 855.4.SMILOW • yalecancercenter.org*

**Comparta su opinión con nosotros.**

**Complete nuestra encuesta y contribuya para que NCCN Guidelines for Patients sea mejor para todos.**

NCCN.org/patients/comments

# Índice

Made in the USA
Monee, IL
04 June 2025

18799989R00033